CONTRIBUTION A L'ÉTUDE

DU

VAGINISME

PAR

Le Dr Gabriel GILLARD
Lauréat de l'Assistance publique.

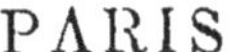

PARIS
ALEXANDRE COCCOZ, LIBRAIRE-ÉDITEUR,
11, RUE DE L'ANCIENNE-COMÉDIE, 11

1884

CONTRIBUTION A L'ÉTUDE

DU VAGINISME

CONTRIBUTION A L'ÉTUDE

DU

VAGINISME

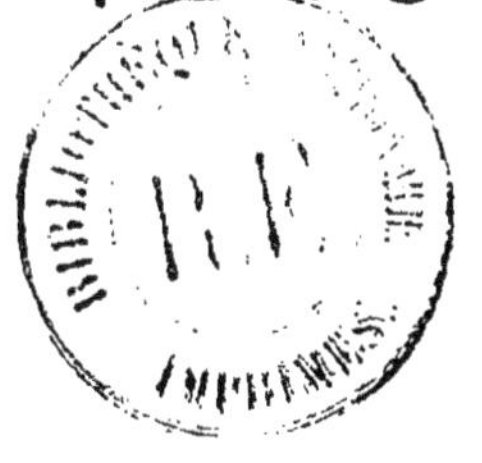

PAR

Le Dr Gabriel GILLARD
Lauréat de l'Assistance publique.

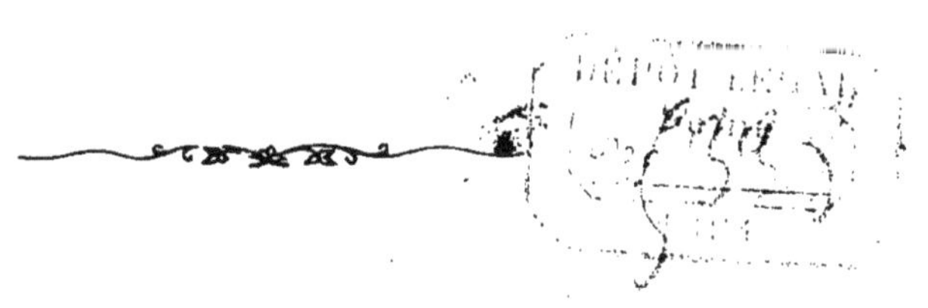

PARIS
ALEXANDRE COCCOZ, LIBRAIRE-ÉDITEUR,
11, RUE DE L'ANCIENNE-COMÉDIE, 11

1884

A LA MÉMOIRE DE MON PÈRE

A MA MÈRE

A MA FAMILLE

A MES AMIS

A MON PRÉSIDENT DE THÈSE

M. LE PROFESSEUR LABOULBÈNE

Médecin de l'hôpital de la Charité,
Membre de l'Académie de médecine,
Officier de la Légion d'honneur.

A MES MAITRES DES HOPITAUX DE PARIS

A MES AMIS LES DOCTEURS

CH. AUBRY, A. FAURE ET A. HYBORD.

CONTRIBUTION A L'ÉTUDE

DU VAGINISME

INTRODUCTION.

Pendant l'année 1883 nous avons eu l'occasion, en remplaçant notre excellent ami le Dr A. Hybord, de visiter et de soigner une malade atteinte de vaginisme. Jusqu'alors nous n'avions point été à même, au cours de nos études médicales, d'observer aucun cas de cette bizarre affection, assez rare, il est vrai, dans les services hospitaliers.

A notre retour à Paris nous fîmes, à propos de cette malade, de nombreuses recherches dans les auteurs qui s'étaient occupés de cette question. Grâce à l'obligeance de quelques amis nous avons pu observer d'autres cas de vaginisme, et assister aux excellentes leçons cliniques qu'ont consacrées cette année à l'étude et au traitement de cette maladie M. Gallard, à l'Hôtel-Dieu, et M. le professeur Verneuil, à l'hôpital Notre-Dame de la Pitié.

C'est le résultat de nos investigations, basées sur nos

propres observations et quelques observations types, recueillies avant nous, que nous présentons à la bienveillance de nos juges.

Avant d'entrer dans notre sujet, nous prions M. le professeur Laboulbène de vouloir bien nous permettre de le remercier ici de l'honneur qu'il a daigné nous faire en acceptant la présidence de notre thèse.

Qu'il nous soit aussi permis d'adresser à nos maîtres dans les hôpitaux, MM. J. Guyot, d'Heilly, Th. Anger et Dujardin-Beaumetz, l'expression de notre reconnaissance pour l'enseignement que nous avons puisé près d'eux.

Nous remercions aussi notre excellent camarade Paul Berthod, interne des hôpitaux, pour l'obligeance avec laquelle il a bien voulu diriger nos recherches bibliographiques et nous traduire les passages des auteurs allemands qui pouvaient intéresser notre sujet.

HISTORIQUE.

Au moment où Tyler Smith communiquait à la Société obstétricale de Londres (séance du 6 novembre 1861) la note de Marion Sims au sujet du vaginisme, cette maladie avait déjà été depuis longtemps l'objet de l'attention de nombreux cliniciens.

Sans parler des auteurs anciens et sans remonter plus haut qu'au commencement du siècle nous voyons Guillemot (1), en 1828, et surtout Huguier (2), en 1834, dans son

(1) A côté des coarctations de cette espèce (atrésies vaginales, congénitales ou accidentelles), il en est d'autres qui présentent quelquefois les mêmes indications, mais ici la nécessité de l'opération est très rare. Ce sont des rétrécissements produits par des irritations fixées depuis longtemps dans le vagin et à l'ouverture vulvaire. Les bains, les demi-bains, les injections émollientes suffisent le plus souvent pour rétablir les organes dans leur état naturel. (Guillemot. Journal univ. des sc. méd., t. XLIX, Paris, 1828.)

La femme enceinte dont il s'agit dans l'observation de Guillemot avait un vagin tellement contracturé, qu'il admettait à peine une petite sonde. Le vagin se dilatait cependant à chaque contraction de l'utérus et permettait alors l'introduction du doigt, qui devenait impossible aussitôt que cessaient les contractions. Néanmoins la femme accoucha.

(2) *Contracture spasmodique du vagin*. C'est en vain que j'ai cherché dans les auteurs la description de cette dernière affection qui a la plus grande analogie avec la contraction spasmodique de l'anus. Comme cette dernière, elle peut être essentielle ou symptomatique. La contraction spasmodique est presque toujours produite par diverses espèces d'herpès, soit l'*herpes squamosus simplex*, soit l'*herpes squamosus madidans* de M. Alibert, ou eczéma de Willan, développées sur la vulve et

excellente thèse inaugurale, indiquer les principaux caractères cliniques de cette affection que ce dernier auteur appelle déjà la contracture spasmodique du vagin. Tanchon (Gazette des hôpitaux, 1842) et Lisfranc, dans sa Clinique chirurgicale (1), en font également mention, ce dernier en s'attachant à faire ressortir surtout l'élément *douleur* dans

l'ouverture inférieure du vagin, de même que nous voyons ces affections amener la contraction de la bouche, de l'anus et des paupières quand elles siègent sur ces parties.

J'ai vu une induration et un épaississement considérable de la membrane muqueuse de la vulve amener une constriction telle de l'ouverture du vagin qu'une grosse plume de cygne eût pu à peine être introduite dans ce conduit. La membrane était rugueuse, inégale, fendillée et d'un gris blanchâtre, comme quand on a déposé une grande quantité de vinaigre sur les lèvres. Elle était entièrement insensible; la malade en enlevait des lambeaux de la largeur d'une pièce de six livres avec un rasoir sans en souffrir le moins du monde. Les profondes cautérisations avec le nitrate d'argent n'étaient pas plus douloureuses ; c'est à peine si celles faites avec le nitrate acide de mercure l'étaient. (Huguier. Dissertation sur quelques points d'anatomie, de physiologie et de pathologie, 1834.)

(1) La sensibilité des organes génitaux de la femme est quelquefois telle, que les soins ordinaires de propreté sont pénibles à supporter, si l'on n'use pas de beaucoup de précaution en les mettant en usage. Le toucher pratiqué pour explorer le vagin et l'utérus est insupportable et détermine souvent une irritation nerveuse qui peut produire un état convulsif. La femme a pour le coït lui-même une grande répugnance, et quoique le sentiment du devoir et la crainte de perdre l'affection de son mari la dominent, elle s'en éloigne d'abord, autant que le lui permettent les circonstances ; et puis, enfin, il devient si irritant, si agaçant, si douloureux, qu'elle le refuse et le rejette avec une sorte d'effroi, refus terrible qui presque toujours entraîne après lui les événements les plus funestes à l'union conjugale. Je n'exagère rien ici, car on m'a raconté des scènes déplorables, j'en ai quelquefois été le témoin.

Cette singulière affection, dit plus loin le même auteur, agit quelquefois sympathiquement sur la vessie, de manière à avoir pu quelquefois donner le change au médecin sur une maladie de ce dernier organe qui n'existait pas réellement. (Lisfranc. De l'excès de sensibilité des organes génitaux de la femme. Clin. chir., t. II, p. 842.)

cette bizarre affection ; ensuite Hervez de Chégoin (1), puis Borelli dans un excellent article paru dans la Gazette médicale des Etats Sardes sur la fissure et le spasme de la vulve (1851), coïncidence déjà indiquée du reste par Dupuytren dans ses Cliniques (2), et enfin Négrier d'Angers avaient

(1) Ce n'est point seulement à l'anus qu'il se fait des fissures, et sans entrer ici dans des détails dénués d'intérêt que fournirait l'examen de toutes celles qu'on rencontre dans différentes régions du corps, en jetant seulement un coup-d'œil sur les principales, nous verrions que les fissures de l'entrée du vagin ne sont pas moins douloureuses que celles de l'anus, qu'elles ne mettent pas un moindre obstacle à la fonction de l'organe qui en est le siège, qu'elles ne sont pas moins opiniâtres, quand elles sont entretenues par la cause qui les a fait naître et qu'elles jettent encore plus dans le désespoir les malades qui en sont atteintes. Nous verrions que ces fissures sont également superficielles et profondes, que les unes sont dues à des déchirures subites et anguleuses et qu'elles sont entretenues indéfiniment par la cause qui les a fait naître, que la simple déchirure incomplète de l'hymen peut persister des années et causer des douleurs si vives qu'elles s'opposent à tout rapprochement, qu'elles guérissent par le repos prolongé de l'organe malade, ce qui autorise à penser qu'il en serait de même de celles de l'anus ; que les autres sont dues à ce même eczéma qui a pour cette région une prédilection plus grande encore que pour celle de l'anus ; qu'il entraîne un tel resserrement du vagin que tout rapprochement devient encore impossible. (Hervez de Chégoin. Sur la fissure à l'anus. Union médicale, 1847, t. I, n° 54, p. 228.)

Scanzoni, dans son Traité pratique des maladies des organes sexuels de la femme (trad. par Dor et Socin, Paris, 1858), consacre quelques lignes à la contracture vulvo-vaginale qu'il nomme spasme du vagin.

(2) Cette fissure, liée au spasme douloureux du constricteur, n'avait jusqu'alors été vue que dans la région anale. M. Pinel-Granchamp a observé un cas tout semblable à la vulve. La contraction était devenue si grande que les devoirs du mariage ne pouvaient plus être remplis. Convaincu de l'analogie de cette maladie avec la fissure à l'anus, M. Grandchamp fit une incision profonde qui divisa dans une étendue de deux pouces la fourchette, la muqueuse et le constricteur de la vulve. Le resserrement cessa et les choses revinrent comme par le passé. (Dupuytren. Cliniques chirurgicales, 2e édit., 1839. Art. Fissure à l'anus.)

contribué, chacun pour leur part, à tracer un chapitre de la nosographie de cette affection.

Mais une description d'ensemble, synthétisant toutes les recherches précédentes, et véritablement scientifique, manquait encore. C'est à Sims qu'appartient vraisemblablement l'honneur d'avoir fait une entité morbide de cet état singulier qu'il dénomma vaginisme.

C'est en 1861 que Marion Sims appela l'attention sur cette affection particulière des organes génitaux externes de la femme et démontra l'importance considérable de l'hyperesthésie de l'hymen et de l'orifice vulvaire, accompagnée de contractions spasmodiques du sphincter vaginal, au point de vue des rapports conjugaux et partant de la grossesse.

Le travail de Sims, qui parut d'abord dans le troisième volume des Transactions of the obstetrical Society, London, 1862, et qui est reproduit dans son traité des maladies utérines (1866), est de la même année que deux autres travaux importants sur la question : l'un de Michon (1), l'autre de M. Gallard (2), et fut bientôt suivi d'autres publications sur ce sujet devenu classique.

La thèse de Charrier (1862), celle de Visca (1870) sont entièrement consacrées à l'étude du vaginisme, ainsi que celles de Seney (1873) et de Lutaud (1874) ; et tous les classiques, Scanzoni, West, Churchill, Courty, Nonat, Gallard, Gaillard Thomas, A. Guérin, etc., consacrent un chapitre à l'étude de cette affection.

Enfin, dans ces dernières années, de nombreux travaux ont été faits sur cette question plus encore à l'étranger que dans notre pays. On en trouvera une bonne partie signalée dans notre index bibliographique.

(1) Michon. Bulletin de thérap., 1861.
(2) Gallard. Union médicale, 1861.

DÉFINITION ET PATHOGÉNIE.

« On nomme *laryngisme* une contraction spasmodique de l'appareil vocal qui rend l'inspiration sifflante : par analogie, j'appelle *vaginisme* la contraction douloureuse et spasmodique de l'orifice du vagin. » Telle est la définition de Sims, qui a le grand mérite de bien considérer l'affection sous ses deux aspects principaux : douleur et spasme.

Courty signala de bonne heure l'insuffisance de cette définition, car, dit-il, il y a à la fois resserrement du vagin et de son constricteur ; nous aurons occasion, tout à l'heure de revenir sur cette idée. Visca, dans sa thèse (1870), définit le vaginisme : « une contraction spasmodique du sphincter vaginal et parfois de tout le vagin, accompagnée de douleurs et d'hyperesthésie excessive de la muqueuse vulvaire. »

Un chirurgien distingué, A Richard, définit ainsi à son tour cette maladie : « Dans ces derniers temps, l'attention s'est fixée sur une affection de l'orifice vaginal, qu'on ne peut s'empêcher de rapprocher de la fissure à l'anus. Le médecin est consulté à cause de l'impossibilité du rapprochement sexuel ; tout attouchement de la vulve cause d'extrêmes douleurs : les parties les plus sensibles sont la face externe de l'hymen ou des caroncules, si l'hymen a été rompu ; mais un stylet passe à travers l'orifice de l'hymen et touche sa face vaginale aussi bien que le reste du vagin ; la sensibilité est nulle ou à peine éveillée. Lorsque la femme s'armant d'un courage désespéré permet au chirurgien l'introduction du doigt, celui-ci se trouve serré par le spasme du sphincter, comme cela a lieu dans la fissure à l'anus. Vient-on à chloroformiser la patiente, l'introduction de un ou plusieurs doigts devient facile, et l'on peut citer plus d'une observation où les rapports conjugaux n'ont pu être accomplis, et cela pendant plusieurs années, que grâce à l'emploi des anesthésiques. M. Sims a donné le nom très approprié de vaginisme à cette maladie où le rôle semble se partager également entre la muqueuse et le muscle de la vulve (1). »

De cette citation se dégage bien l'idée dominante et reconnue depuis longtemps déjà, à savoir : une douleur produisant un spasme.

Mais cette douleur naît presque constamment, dans 29 cas sur 34 (Scanzoni) à la suite d'une lésion qui peut exister au niveau de l'hymen, du vagin, de l'utérus, de l'urèthre, du rectum, de la vessie, etc., et peut, par là même, passer inaperçue. Sur ce point, nous sommes absolument de l'avis de M. Gallard et nous croyons pouvoir dire avec lui, que dans les cas de vaginisme un examen attentif permettra toujours de reconnaître le corps du délit, le point de départ de tout le mal. Aussi, s'il nous était permis de donner à notre tour une définition du vaginisme, nous dirions : Le vaginisme est constitué par un spasme réflexe du vagin et des muscles qui l'entourent à la suite d'une irritation locale ou avoisinante quelconque.

Nous aurons donc, dès à présent, au point de vue qui nous occupe, à considérer successivement :

1° Les lésions qui peuvent produire le spasme;

2° Le spasme en lui-même et sa localisation.

(1) A. Richard. Pratique journalière de la chirurgie, p. 641. Paris, 1880, J.-B. Baillière,

D'après les auteurs, tous les points du conduit vagino-utérin peuvent être, à un moment donné, le point de départ du spasme vaginal.

La théorie de Sims est la plus célèbre ; pour lui, c'est l'hymen qui est en cause ou, à son défaut, les caroncules myrtiformes qui le représentent : il le démontre par l'exploration avec le stylet et, d'autre part, par les succès qu'il obtient avec son procédé opératoire qui consiste, ainsi que nous le verrons, à réséquer l'hymen et les caroncules ; pour lui, en un mot, tout se passe en *dehors du vagin* (obs, I et II). Il est certain que, dans bien des cas, Sims a raison ; certains auteurs même, frappés de ces faits, ont cherché s'il n'y aurait point quelques lésions nerveuses locales (névrome des nerfs de l'hymen), capables d'expliquer les choses, et n'ont rien trouvé.

Mais à côté de l'hymen, c'est souvent aussi la vulve, le vestibule qui seront le point de départ de la maladie par suite de la présence de quelque ulcération herpétique, ou beaucoup plus rarement syphilitique, soit quelquefois même d'une simple crevasse à peine perceptible (obs. III).

Les lésions causales du vaginisme peuvent aussi siéger profondément dans le vagin et même dans l'utérus. C'est ainsi que nous voyons presque constamment noté un peu de vaginisme dans les observations de vaginite et surtout de cette vaginite avec hypertrophie des papilles du vagin désignée sous le nom de vaginite granuleuse (obs. IX, XI et XII).

Les corps étrangers du vagin, les pessaires placés même pendant peu de temps dans sa cavité, peuvent irriter la muqueuse et produire ainsi une inflammation, qui, à son tour, sera l'origine d'un spasme réflexe.

A l'appui de cette théorie nous rappellerons la curieuse observation relatée par M. le professeur Richet de cette malade de Chomel qui présentait un tel resserrement de l'anneau vulvaire que l'exploration par le toucher occasionnait des spasmes suivis de syncopes, symptômes alarmants qui disparurent après quelques jours de traitement avec un pessaire en ivoire qui lui avait été appliqué (1).

Les lésions de l'utérus peuvent aussi déterminer le réflexe qui se traduit par le vaginisme. Les polypes du col utérin, les ulcérations folliculaires très sensibles, on le sait, dans certains cas, sont directement en cause, au point de vue de la production du réflexe vaginal dans quelques observations

Quelquefois il arrive que les organes génitaux ne présentent aucune lésion à laquelle on puisse faire remonter l'origine du vaginisme ; c'est donc dans leur voisinage qu'il faut aller en chercher la cause.

Nombreuses sont les observations de polypes uréthraux chez la femme, de ces polypes si sensibles que M. Alphonse Guérin leur donne l'épithète bien méritée de nerveux ; nombreuses aussi sont les observations de vaginisme causé par ces polypes (obs. X). Quelquefois même la lésion siège plus loin encore, sur le col de la vessie, voire même dans celle-ci ; nous n'en citerons comme exemple que la belle observation que nous empruntons à M. Cyr, dans laquelle il nous montre une cystite aiguë accompagnée de vaginisme (obs. VI).

L'extrémité inférieure du tube digestif, l'anus et le rectum peuvent aussi, lorsqu'ils sont hyperesthésiés, donner lieu à du vaginisme. Le rapprochement et souvent la concomitance d'une fissure à l'anus et du vaginisme, faits classiques depuis longtemps, en font foi d'une façon trop

(1) A. Richet. Traité prat. d'anat. méd. chir., Paris, 1877, 5e édition, p. 944.

évidente pour qu'il soit besoin d'insister et trouvent vraisemblablement leur explication dans les étroites connexions anatomiques des deux organes.

Enfin peut-être y a-t-il lieu de se demander si les lésions occasionnelles du réflexe vaginal ne peuvent siéger plus haut et être placées au niveau même des ovaires ? Dans certains cas de vaginisme hystérique on a trouvé tous les organes génitaux, et particulièrement les ovaires, présentant des altérations profondes (1).

Suivant toujours la marche que nous nous sommes tracée, analysant le réflexe vaginal, d'après la voie parcourue par l'influx nerveux, nous devons maintenant rechercher si des lésions nerveuses ne peuvent pas produire des accident analogues. Nous avons déjà dit que des lésions des troncs nerveux de l'hymen avaient été inutilement cherchées, mais des tumeurs comprimant les nerfs se rendant à la moelle lombaire ne seraient-elles pas capables d'arrêter le fonctionnement des nerfs et de déterminer le vaginisme ? Nous posons la question sans essayer de la résoudre, car il ne nous a pas été donné de rencontrer ou de lire des observations affirmatives dans ce sens.

S'ils n'ont pu observer de lésions tronculaires, certains auteurs ont cru trouver dans une lésion spinale localisée l'origine du vaginisme. C'est ainsi que M. le Dr Chéron croit à l'origine spinale de cette affection (obs, VII) et plusieurs fois, dans ses publications (2), est revenu sur ce sujet. M. Daude dans sa thèse inaugurale se montre partisan des théories de M. Chéron ; néanmoins les observations ne

(1) De Sinéty. Organes génitaux d'une hystérique présentés à la Soc. de biologie. Progrès médical, 1876, p. 861-882.

(2) J. Cheron. Contribution à l'étude de l'origine spinale du vaginisme. In Rev. méd. chir. des maladies des femmes. Paris, 1880.

Un élément nouveau dans la pathogénie du vaginisme. Ibid., 198-218.

nous paraissent pas encore assez nombreuses ni assez concluantes pour vider la question (1).

Quoi qu'il en soit, ayant pris son origine soit à la vulve, soit dans le vagin, soit dans d'autres organes, le spasme existe : sous quelle forme va-t-il se manifester ? Quel est le muscle ou plutôt quels sont les muscles contracturés dans les cas du vaginisme ? C'est sur ce point capital que nous désirons un instant attirer l'attention.

Tout d'abord il nous paraît nécessaire, pour la clarté du sujet, de rappeler quelques notions anatomiques indispensables.

Le vagin, conduit musculo-membraneux, est constitué pour un tiers seulement de son épaisseur par une muqueuse, tandis que les deux tiers extérieurs de ses parois sont essentiellement constitués par des fibres musculaires lisses à contraction lente, qui affectent la direction transversale pour la plupart, tandis que les plus superficielles sont longitudinales et vont à la partie supérieure de l'organe se continuer avec les fibres inférieures de l'utérus.

L'entrée du vagin est doublée d'un véritable sphincter, constitué, comme le sphincter externe de l'anus avec lequel il entre-croise ses fibres, par du tissu musculaire strié, et dans l'intérieur duquel le vagin entre à la manière d'un cylindre plus petit dans un anneau plus large et plus antérieur.

Nous ferons remarquer tout de suite que les fibres musculaires qui constituent le muscle constricteur du vagin sont relativement très peu nombreuses, bien qu'elles s'entre-croisent d'une part avec le sphincter anal, et d'autre part avec le sphincter uréthral.

(1) L. Daude. De la contracture spasmodique du constricteur vulvaire : ses rapports de causalité avec une irritation spinale localisée. Thèse de Paris, 1880, n. 41.

Mais il est encore d'autres muscles qui prennent un rôle important sinon essentiel dans le vaginisme, ainsi que nous aurons l'occasion de le montrer tout à l'heure ; ce sont les muscles du périnée et surtout le transverse (Verneuil), c'est encore le releveur de l'anus et surtout les faisceaux de celui-ci qui s'étendent de la face postérieure du pubis jusqu'au rectum en longeant les parties latérales du vagin.

Chacun de ces muscles peut être isolément contracturé, quelquefois plusieurs le sont en même temps, il arrive plus rarement que tous le soient ensemble.

Le plus souvent c'est la contracture du sphincter de la vulve qui constitue le vaginisme ; il en résulte forcément la difficulté, voire même l'impossibilité du coït, de l'examen au spéculum et même du toucher simple. A la contracture de ce muscle vient souvent s'ajouter celle du sphincter anal qui s'accuse par un sentiment de plénitude, de pesanteur, de tiraillement au niveau de l'anus, et occasionne de la constipation et de la douleur au moment de la défécation. Quelquefois aussi on observe de la contracture du sphincter uréthral, partant de la rétention d'urine qui ne peut être évitée que par le cathétérisme au moyen d'une petite sonde.

C'est là, en un mot, le vaginisme antérieur ou mieux le vaginisme vulvaire (obs. II, VI, X).

Le releveur de l'anus, dont nous avons rappelé plus haut la description anatomique, peut aussi se contracturer et donner lieu à une variété particulière de vaginisme. Cette contracture du releveur de l'anus est caractérisée par ce fait que l'entrée du vagin n'est point infranchissable (obs. IV, VII).

Mais elle peut, comme dans le cas précédent, s'accomgner aussi de phénomènés spasmodiques dans les autres muscles du périnée et surtout dans le muscle transverse.

C'est sur cette forme particulière de vaginisme que nous voulons nous arrêter un instant.

Notre observation empruntée au service du professeur Verneuil en est une preuve des plus nettes (obs. XI) :

« Au point de vue du siège de la contracture, disait récemment cet excellent maître dans une de ses dernières cliniques (1), vous savez quelle est mon opinion, vous savez que pour moi, les quelques fibres musculaires du constricteur vaginal sont absolument insuffisantes pour produire un tel effet, c'est le muscle transverse du périnée surtout et le périnée musculaire en entier qui, pour moi, sont les véritables agents du vaginisme. »

Chez la malade du professeur Verneuil, en effet, le doigt explorateur était arrêté dans l'intérieur du vagin et éprouvait la sensation d'une véritable barre transversale correspondant exactement au trajet du muscle transverse du périnée

Il faut bien reconnaître cependant que souvent la contracture occupe tout le plancher périnéal, qui donne alors au toucher une sensation toute particulière comparée par Hildebrandt (2) à la dureté du bois en même temps que les tissus ont perdu toute leur élasticité.

Cet auteur a observé des cas où la crampe musculaire occupait à la fois tous les muscles que nous venons de citer, constricteur du vagin, sphincteur anal, muscle de l'urèthre et muscles du périnée. C'est ainsi qu'il a eu à traiter une jeune femme hystérique, atteinte, à la suite d'une fièvre typhoïde, d'une affection des organes urinaires, qui

(1) Verneuil. Leçon clinique recueillie par P. Berthod, interne des hôpitaux. Gaz. méd. de Paris, 1884.

(2) Hildebrandt. Maladies des organes génitaux externes de la femme. In Handbuch der Frauenkrankeiten, de Billroth, vol. III, p. 104 et s.

détermina pendant plus d'un an de l'ischurie, de manière à nécessiter des cathétérismes répétés. En même temps, le vagin qui, auparavant, était assez large pour permettre l'emploi d'un redresseur utérin destiné à corriger une antéversion, se rétrécit au point de pouvoir à peine admettre un cathéter utérin. Les muscles du périnée étaient durs comme du bois et le sphincter externe de l'anus était si fortement contracturé, que l'administration d'un lavement était des plus difficiles ; l'urèthre opposait à la sonde une résistance assez longue à surmonter. Il est à noter que la coarctation du vagin remontait jusqu'à 6 centimètres, c'est-à-dire finissait avec le muscle releveur de l'anus. A ce propos Hildebrandt revient encore sur le spasme du releveur déjà indiqué par Luchska (1), puis par Revillout (2), et noté par Scanzoni dans son traité des maladies des femmes.

Il est juste cependant de faire remarquer que ce spasme musculaire sur lequel nous venons d'insister si longuement n'est pas admis par tous les auteurs. Le professeur Gosselin, pour ne citer que le plus autorisé, ne croit pas à l'action si puissante de ce spasme. Nous ne pouvons mieux faire à ce propos que de citer les lignes suivantes où il expose son opinion :

« En voyant le grand nombre d'auteurs qui admettent aujourd'hui ce spasme, je me demande sur quelles investigations ils appuient leur opinion, ils ne le disent pas ; ils ne prouvent rien, et semblent être entraînés par ces deux considérations : 1° que le coït est empêché et que cela ne peut s'expliquer autrement que par la contraction du

(1) Luchska. Die musculatur am Boden des weiblichen Beckens in Deukschriften der K. Akad. des Wiss., vol. X, Wien. 1862.

(2) Révillout. Gaz. des hôp., 1881, p. 625.

sphincter ; 2° que les choses se passent comme dans la fissure anale.

Mais, de ces deux considérations, la première est pour moi sans valeur, car pourquoi le coït est-il empêché ? Ce n'est pas parce qu'il y a un obstacle absolu apporté par le sphincter, c'est tout simplement parce que l'intromission ne peut se faire sans une certaine dilatation et une pression qui éveillent la souffrance. En définitive, chez presque toutes les femmes, chez celles surtout qui n'ont pas eu encore d'enfant à terme, l'entrée du vagin est d'un diamètre plus petit que le pénis ; seulement cette entrée est extensible et le pénis la dilate. Quand il y a souffrance, la dilatation reste possible ; elle ne se fait pas parce que les conjoints s'arrêtent. Si le mari veut absolument passer, il passe, mais fait souffrir. Je ne vois pas dans tout cela la nécessité et surtout la preuve du spasme. On me répond : mais la douleur provoquée par la tentative de dilatation doit amener par une action réflexe la contraction du sphincter? Qu'en savez-vous. Nous n'avons jamais pu le constater, et aucun renseignement ne vous autorise à croire que les choses se passent ainsi. »

Et plus loin : « D'ailleurs ce sphincter dont on admet complaisamment la contraction, vous connaissez sa ténuité, sa faiblesse. Si énergi ues que soient ses contractions, elles ne fermeraient jamais assez l'orifice vulvaire pour l'empêcher d'être franchi par un corps dilatant bien conduit (1). »

L'éminent clinicien de la Charité nous permettra cependant de ne point partager son avis, peut-être a-t-il trop eu en vue le constricteur vulvaire en laissant un peu de côté

(1) Gosselin. Hyperesthésie vulvaire. In Clin. chir. de l'hôpital de la Charité, t. II, 1873, p. 470.

le vaginisme supérieur qui nous paraît au contraire capital.

Pour nous, de cette étude pathogénique, peut-être un peu longue, nous nous croyons autorisé à tirer les conclusions suivantes :

Tout spasme vaginal est le résultat d'un réflexe dont l'origine peut être à la vulve, au vagin, et, en général, dans toute l'étendue des organes génitaux (utérus, ovaires), qui peut même partir des organes avoisinants (rectum, vessie), et, suivant quelques auteurs, avoir même son point de départ dans la moelle.

Tout spasme vaginal se manifeste par des contractions occupant le constricteur du vagin : c'est le *Vaginisme antérieur ou vulvaire*, mais pouvant occuper tous les autres muscles du périnée : *Vaginisme profond, supérieur des auteurs*. Ce vaginisme supérieur peut être produit par la contracture du muscle transverse du périnée (*Vaginisme périnéal*) et de tous les muscles du périnée ou par celle du releveur de l'anus (*Vaginisme profond proprement dit*),

ETIOLOGIE.

Au premier abord, un fait important appelle l'attention au point de vue de l'étiologie du vaginisme : c'est sa rareté toute particulière dans les services hospitaliers, rareté qui, nous l'espérons, nous fera pardonner le petit nombre de nos observations personnelles, et telle que Sims n'en a vu que trente cas en quatre ans.

C'est que, en effet, ainsi qu'on l'a remarqué depuis longtemps (1), le vaginisme est une affection des classes riches, une véritable maladie de luxe.

A côté des conditions sociales, et comme causes prédisposantes importantes, nous devons noter l'âge de 20 à 50 ans, qui coïncide avec la période de fonctionnement des organes sexuels et surtout le tempérament nerveux des femmes hystériques, ainsi que l'avait déjà parfaitement remarqué Scanzoni. Ce tempérament nerveux pourrait même être invoqué comme unique cause de l'affection dans certains cas, tels que celui de Decrand (obs. V) (2).

A côté de ces causes générales on a invoqué une série de causes locales et en particulier la mauvaise conformation anatomique des parties sexuelles de l'homme ou de la femme. C'est ainsi qu'un pubis déformé, en rendant l'intromission difficile, peut être l'origine de la vulvo-vaginite et consécutivement du vaginisme.

(1) Michon, Debout, Sims, Churchill, Caffe, etc.

(2) Decrand. Observation d'hystérie grave compliquée de vaginisme guérie par l'or intus et extra. Gaz. méd. de Paris, 1878, p. 616-517.

Un hymen trop résistant, infranchissable, peut de la même façon provoquer cette affection (obs. II). Dans le même ordre d'idées, certains auteurs ont invoqué la disproportion trop grande entre les organes copulateurs.

Quoi qu'il en soit, l'effet de toutes ces causes se résume d'ordinaire en une hyperesthésie, bientôt suivie de lésions de l'orifice vulvo-vaginal. C'est à ces lésions, que, à notre avis, on doit faire remonter la véritable cause occasionnelle du vaginisme. C'est ainsi qu'on trouve en effet du prurit vulvaire, des fissures, des gerçures, une éraillure et souvent aussi de ces éruptions herpétiques si douloureuses qui se rencontrent à la vulve (herpès squamosus madidans); la folliculite vulvaire, un polype uréthral sont souvent aussi l'origine du vaginisme, des observations nombreuses en font foi (obs. III, X, XII).

Ces lésions vulvaires peuvent coexister avec une vaginite. Cette vaginite caractérisée par une hyperhémie intense du vagin qui communique à la muqueuse un aspect violacé, peut être simplement congestive, ou au contraire s'accompagner d'ulcérations ou bien encore prendre cette forme spéciale caractérisée par l'hypertrophie des papilles vaginales et désignée sous le nom de vaginite granuleuse (1). Cette vaginite peut être déterminée par la présence d'un corps étranger (pessaire) comme nous l'avons vu dans l'observation du professeur Richet.

Des ulcérations du col utérin ou un polype implanté à ce niveau, ont pu aussi, dans certains cas, être incriminés; nous n'insisterons pas sur ces faits.

Qu'il nous soit permis cependant d'appeler l'attention sur deux observations curieuses : l'une de Bozeman (2),

(1) Verneuil. In thèse de Visca. Gaz. méd., 1884, l. c.

(2) Bozeman. Prolapsed and imprisoned ovary in a case cured of vaginitis and vaginism. Med. Rec. New-York, 1879, p. 203.

l'autre de Gaillard Thomas (1), où des lésions de l'ovaire coïncident avec le vaginisme et où on pourrait, ce nous semble, sans être accusé de trop grande témérité, établir entre les deux faits plus qu'un rapport de coïncidence, peut-être un rapport de causalité.

Rappelons enfin, pour être complet, que les affections ano-rectales, et surtout les fissures, que les affections du col vésical et même la cystite peuvent être l'origine d'un vaginisme, quelquefois des plus graves.

(1) G. Thomas. On the study of uterine disease with case of ovarian cyst and vaginismus. Philad. Med. Times, 1879, p. 197.

SYMPTOMES.

Avant le mariage, rien ne fait soupçonner l'existence du vaginisme, mais dès les premiers rapports avec son mari la femme a éprouvé une douleur excessive qu'elle subit d'abord sans trop se plaindre; cette douleur, augmentant de jour en jour, l'accomplissement de l'acte conjugal devient intolérable; en même temps apparaissent d'ordinaire les signes d'une affection des voies génitales : la malade, effrayée de son état, se décide à venir consulter le chirurgien.

Le premier phénomène en date est donc la douleur : celle-ci existe seule dans le principe et nombre de cas de vaginisme ont débuté par de l'hyperesthésie vulvaire simple ou accompagnée de névralgies ou bien encore escortée de ce prurit si incommode et si tenace dans cette région.

A cette première phase du vaginisme correspondent aussi les affections herpétiques (zona de la vulve, zona du vagin, Martineau), symptomatiques souvent, elles aussi, d'une névralgie génitale et qui, par là même, peuvent être incriminées comme causes ou manifestations premières du vaginisme.

La douleur du vaginisme, souvent très légère dans les formes de vaginisme dit intermittent, est quelquefois au contraire très intense, s'exaspère au moment du coït. Elle peut même être continue et faire éprouver à la malade de véritables tortures, empêcher la station assise pendant laquelle les organes pelviens et la vulve se trouvent congestionnés et partant hyperesthésiés (Brown-Sequard). On a remarqué que la position couchée était souvent aussi insupportable pour les malades, peut-être parce que la chaleur du lit détermine cette congestion pelvienne et éveille les souffrances. Dans certains cas même, la position verticale est pénible, on conçoit dès lors combien, dans ces conditions, l'existence doit être pénible pour les malheureuses femmes en proie à cette douleur continuelle.

A cette douleur, selon la loi de Boyer, répond bientôt la contracture musculaire, un véritable spasme des muscles génitaux. Le plus ordinairement, c'est le constricteur du vagin qui en est le siège, formant ainsi à l'orifice du vagin une barrière infranchissable, interdisant non seulement le coït, mais parfois aussi l'examen médical. Cette contracture oppose une résistance invincible au spéculum, d'autant mieux que le moindre contact exagérant la douleur, le spasme se trouve accru et le sphincter de la vulve se contracte avec plus d'énergie encore, en même temps que les muscles adducteurs de la cuisse, également contractés de leur côté, tendent à soustraire à l'exploration la région douloureuse. On comprend combien dans ces cas la conception est rendue difficile; Scanzoni du reste, et bien d'autres auteurs avec lui, ont signalé la stérilité des femmes atteintes de vaginisme : telle est dans la majorité des cas la physionomie du vaginisme.

Pour arriver à examiner la femme, il faut vaincre cette contracture et pour cela le chloroforme est nécessaire. C'est seulement grâce à cet artifice qu'on pourra se rendre compte de l'état des parties qui doit donner l'explication de cette contracture si rebelle. Mais déjà cette difficulté d'examen, cette nécessité absolue du chloroforme est un précieux indice pour le diagnostic, car il est évident qu'une atrésie vulvaire ou vaginale, une malformation des premières voies génitales, ne s'accompagnent pas de semblables phénomènes d'hyperesthésie. Au reste, l'examen local va juger la question. Que trouvons-nous dans un cas de vaginisme? Des éruptions diverses sur les grandes lèvres, particulièrement à leur face interne, des vésicules d'herpès affectant là, comme dans les autres régions du corps, l'aspect polycyclique, sur lequel insiste avec tant de raison le professeur Fournier dans son enseignement clinique, une éruption eczémateuse ou des traces de prurit vulvaire; d'autres fois les petites lèvres, et surtout la fourchette, sont le siège de la lésion qui n'est souvent qu'une simple fissure, une simple crevasse. Notons dès à présent que les éruptions syphilitiques sont très rarement la cause du vaginisme, ces éruptions ayant, en effet, ce grand caractère d'être indolentes, comme il est facile de s'en rendre compte par la facilité relative avec laquelle les vulves, même les plus ravagées, supportent l'examen au spéculum.

Enfin, très souvent, c'est l'hymen qui est en cause : quelquefois il est intact, sa sensibilité excessive d'une part, son épaisseur et sa résistance d'autre part, lui ont permis de ne point céder aux premiers chocs; d'autres fois, au contraire, il est dilacéré et n'est plus représenté que par les caroncules myrtiformes. Sims, le premier, appela l'attention sur l'hyperesthésie de l'hymen comme cause déterminante du vaginisme, hyperesthésie limitée, selon lui, à la face externe de la membrane. En touchant la face antérieure de l'hymen avec un stylet, il est possible en effet de provoquer une douleur excessive, tandis que la face postérieure de la membrane peut être impunément touchée. Les caroncules myrtiformes, derniers vestiges de l'hymen, subissent la même influence.

A défaut d'hymen ou de caroncules myrtiformes douloureux, souvent c'est un polype de l'urèthre, une ulcération anale qu'on pourra considérer comme le corps du délit.

Dans d'autres cas, sous l'influence des mêmes causes, la contracture n'est pas limitée au muscle constricteur du vagin, souvent elle remonte plus haut et lorsque le doigt a franchi à grand'peine l'orifice du vagin, il sent un plancher vaginal résistant terminé à trois centimètres environ de cet orifice par une ligne transversale ; en un mot, la moitié antérieure du vagin est contracturée et le vaginisme est profond, vaginal ou mieux périnéal.

Le vaginisme périnéal, dû à la contracture du muscle transverse du périnée, peut même exister seul à l'exclusion du vaginisme vulvaire : alors le doigt explorateur se trouve serré au niveau de la phalange palmaire seulement, tandis que les deux premières restent libres, ou bien encore lorsque la contracture est plus intense, le vagin est fermé au niveau de sa moitié et ne laisse pénétrer que la pulpe du doigt, fait souvent noté dans les observations. Il est à remarquer que le professeur Verneuil, qui insiste sur cette variété de vaginisme, a observé souvent en même temps une vaginite granuleuse. N'y aurait-il pas là plus qu'un rapport de coïncidence ? Les lésions vulvaires légères déterminant la contracture du constricteur vaginal, les lésions vaginales plus profondes ne détermineraient-elles pas de préférence celle des muscles sous-jacents ? Nous nous contenterons de poser la question, manquant d'observations assez concluantes pour la résoudre.

Le doigt explorateur peut même être serré plus loin encore presque au niveau du col utérin. Dans ces cas, il est serré latéralement, comme l'a démontré M. Budin, au moyen de moules en cire. Là, pour nous, est le siège véritable du vaginisme supérieur causé par la contracture des fibres inférieures du releveur de l'anus (obs. IV, VIII).

D'ordinaire ce dernier obstacle est facilement vaincu ; le

col utérin apparaît à l'extrémité du spéculum, sain le plus souvent, puisque, comme nous l'avons déjà dit, Scanzoni, dans 23 cas sur 34, a trouvé des lésions vulvaires ou vaginales suffisantes pour expliquer le vaginisme. Mais d'autres fois aussi le col utérin est le siège de lésions, ainsi que M. le professeur Trélat en a cité trois cas au Congrès pour l'avancement des sciences (1875) et dont nous trouvons l'analyse suivante dans les *Annales de gynécologie* :

« M. Trélat veut attirer l'attention de la section sur ce fait, que l'on peut voir le vaginisme survenir sous l'influence de lésions très légères et disparaître totalement, lorsque ces lésions sont guéries.

Il cite trois faits à l'appui de sa thèse. Dans le premier, une jeune femme de 22 ans présentait le vaginisme sous l'influence de très légères ulcérations du col, accompagnées d'antéversion et antéflexion. Depuis deux ans cette jeune femme avait dû renoncer à tout rapport sexuel. La guérison fut obtenue, mais demanda plusieurs mois.

Chez cette malade les premières explorations déterminaient un mélange de douleur et de sensations voluptueuses fort pénibles pour la malade. Les deux autres cas cités par M. Trélat présentent beaucoup d'analogie avec le premier, mais sont plus atténués.

Au point de vue de la physiologie pathologique, M. Trélat s'élève contre le terme *contraction spasmodique* imposé au vaginisme. Il faut nommer cet état *contracture*.

En terminant, M. Trélat s'élève contre l'emploi d'opérations chirurgicales sérieuses dans le vaginisme et dit qu'il faut tout au moins les réserver pour les cas très rebelles.

M. Courty partage l'opinion de M. Trélat ; il a rencontré

des faits analogues; il croit aussi qu'on doit réserver les opérations pour les cas exceptionnels (1). »

Quelquefois enfin l'examen attentif des organes génitaux fera reconnaître des altérations des ovaires, comme on le voit dans les observations de Bozeman et de Gaillard Thomas, que nous avons déjà mentionnées. La communication de M. de Sinéty, à la Société de biologie, où il présenta l'analyse micro-anatomique des organes génitaux d'une hystérique, nous paraît aussi concluante à ce point de vue (2).

Au point de vue symptomatique, on le voit, comme au point de vue pathogénique, le vaginisme peut donc se présenter sous trois formes : 1° antérieure, vulvaire (inférieure des auteurs), 2° moyenne, périnéale (Verneuil), et 3° postérieure (supérieure des auteurs).

Il nous reste maintenant à dire quelque mots sur la marche du vaginisme. A côté de ce vaginisme léger et *intermittent* constituant, il faut bien le connaître, la majeure partie des cas et surtout la plus grande partie des observations d'hôpital, il en est un autre, extrêmement grave par sa *persistance*, sa ténacité, et sur lequel les agents thérapeutiques ne viennent que trop souvent s'émousser et qui, pour cette raison, nécessite les opérations les plus graves.

On conçoit également que la durée de l'affection puisse varier considérablement, selon les cas : et, *a priori*, on admet facilement qu'entre le degré le plus léger du vaginisme, celui, par exemple, qui est inhérent à la moindre vaginite, et le vaginisme si rebelle dont certains auteurs ont cité des observations, il y ait, aussi bien au point de

(1) Annales de gynécologie, 1875, t. II, p. 224.
(2) De Sinéty. Loc. cit.

vue de la durée qu'à celui du degré, des différences considérables. C'est ainsi que l'on voit d'ordinaire le vaginisme céder rapidement à un traitement bien institué d'une durée de quatre mois dans une de nos observations (obs. X); immédiatement après le traitement chirurgical, dans une autre (obs. XI) ; et dans certains cas, ce désastreux inconvénient persister pendant vingt-cinq ans, comme l'a noté Sims (obs. I). Il est bien entendu cependant que les cas de cette sorte sont exceptionnellement rares.

DIAGNOSTIC.

D'ordinaire, le vaginisme se présente avec un ensemble de symptômes tellement caractéristiques, que le diagnostic s'impose le plus souvent.

On pourrait cependant le confondre avec la névralgie de la vulve; mais nous pensons dans tous les cas que vaginisme et hyperesthésie ou névralgie vulvaire ne sont jamais des expressions synonymes. Le vaginisme n'existe jamais sans douleur au moins provoquée, tandis que l'hyperesthésie vulvaire peut exister en dehors de toute espèce de spasme des muscles de la région. Cette différenciation bien établie, le diagnostic se fait de lui-même.

Qu'il nous soit cependant permis, afin de mieux fixer les idées sur ce point, de rapporter le compte rendu d'une excellente communication de M. le Dr de Ranse, à l'Académie de médecine, que nous empruntons aux *Annales de gynécologie* :

« Trois faits, que M. de Ranse a observés à Paris, lui permettent d'établir une indépendance absolue dans certains cas entre l'hyperesthésie vulvaire et la contraction spasmodique du sphincter vaginal.

Dans le premier, il s'agit d'une dame de 32 ans, mère de deux enfants, qui a été vue par deux membres de l'Académie et adressée à M. de Ranse avec le diagnostic : hyperesthésie vaginale, hématurie, dépendant du spasme du col de la vessie.

Chez elle, en touchant légèrement la face interne des

lèvres, la vulve s'entr'ouvrait et la douleur se propageait au bas-ventre. Il y avait des spasmes du sphincter anal et du sphincter vésical, mais le sphincter vaginal était complètement exempt; le toucher des parties hyperesthésiées, l'introduction du doigt et du spéculum ne provoquaient pas la moindre contraction.

La seconde malade est une névropathe, qui, à beaucoup d'autres phénomènes, joignait une hyperesthésie de la fourchette et du périnée, rendant la marche et la position assise parfois très pénibles.

L'introduction d'une canule à injection, du doigt, du spéculum, était très douloureuse, mais ne provoquait aucune contraction spasmodique du sphincter vaginal.

La troisième observation a trait à une jeune femme qui, mariée depuis deux ans, n'avait pu, par suite du vaginisme dont elle était atteinte, accomplir l'acte conjugal. Cette dame était hystérique et présentait, entre autres phénomènes, un spasme de l'œsophage avec lequel le spasme du vagin présentait une frappante analogie. La vulve, en effet, n'était plus, comme dans les deux cas précédents, le siège d'une hyperesthésie; on pouvait, sans provoquer de douleur, toucher la fourchette et la face interne des lèvres, mais dès qu'on cherchait avec le doigt à franchir l'anneau vulvaire, on sentait une puissante contracture qui empêchait de pénétrer plus loin, sans employer une certaine force. Un spéculum conique et bien graissé, introduit et abandonné à lui-même, était expulsé comme une bougie conique l'est d'un canal de l'urèthre qui est le siège de contractions spasmodiques. Aucune lésion à la vulve et au vagin.

Le spasme vaginal semblait se produire quand on voulait franchir l'anneau vulvaire, exactement comme se produisait le spasme œsophagien, quand le bol alimentaire franchissait l'isthme du gosier.

Du rapprochement de ces trois faits et des considérations qu'il expose, M. de Ranse conclut que l'hyperesthésie vulvaire et le vaginisme ou contracture spasmodique du sphincter vaginal sont deux affections qui s'associent fréquemment, mais qui peuvent aussi s'observer indépendamment l'une de l'autre, et que, par conséquent, elles doivent être étudiées et décrites séparément, quelque opinion que l'on se fasse de leur nature ou de leur pathogénie (1). »

Le diagnostic nosologique porté, il faudra en rechercher la cause avec le plus grand soin, la chercher sur tout le trajet du canal génital, savoir reconnaître ces petits tubercules très douloureux qui souvent en sont l'origine, penser à l'occasion à une lésion des ovaires et voir s'il n'y a pas dans la configuration extérieure des organes génitaux un ensemble de conditions prédisposantes; s'inquiéter, par exemple, de l'inclinaison du bassin, une courbure trop forte ou trop faible pouvant amener un membre viril inexpérimenté à se porter, soit vers l'urèthre, soit vers la fosse naviculaire. On examinera avec le plus grand soin la conformation extérieure et la configuration anatomique des parties génitales externes.

Lorsque le diagnostic sera nettement posé, que le vaginisme sera reconnu, dans ses conditions pathogéniques autant du moins que cela pourra se faire, il faudra s'étudier à dégager les complications qui peuvent survenir au cours de cette étrange maladie.

Rappeler à ce propos les contractures concomitantes des sphincters vésical et anal, c'est assez dire qu'il faudra sur-

(1) Annales de gynécologie, 1877, t. II, p. 455.

veiller avec le plus grand soin la miction et la défécation, savoir éviter la rétention d'urine et la constipation, quelquefois si opiniâtre dans les spasmes du sphincter externe de l'anus.

Il sera bon aussi de se rappeler que le vaginisme peut s'accompagner de phénomènes de contracture, de spasmes musculaires dans d'autres organes, en particulier dans le larynx (spasme de la glotte) et au niveau de l'extrémité supérieure du tube digestif (œsophagisme) (1).

(1) Thèse de Seney.
Communication du Dr de Ranse à l'Académie de médecine, loco citato.

PRONOSTIC.

« Mon observation personnelle, dit Sims, me permet d'affirmer qu'aucune autre maladie ne peut devenir entre deux époux la source de chagrins plus amers; mais, par contre, j'ai la satisfaction d'avouer que je ne connais non plus aucune maladie qui puisse guérir si aisément, si sûrement et si certainement. »

En dépit de cette dernière affirmation rassurante, on peut dire cependant d'une façon générale que le pronostic du vaginisme est grave, grave par les phénomènes douloureux auxquels il donne lieu, grave par les conséquences funestes qu'il présente au point de vue de la reproduction et du bonheur domestique.

Il est bien entendu que nous ne faisons allusion ici qu'aux formes sérieuses du vaginisme et non à ces formes atténuées que nous avons mentionnées dans le chapitre consacré à la symptomatologie sous le nom de vaginisme intermittent.

Le vaginisme, occasionnant, nous l'avons déjà dit, des douleurs extrêmement vives dans toute la région du périnée, s'irradiant suivant le trajet des nerfs lombaires, pouvant donner lieu à ces manifestations décrites par Hégar sous le nom de symptômes lombo-médullaires, interdisant parfois absolument la station verticale ou assise et contraignant, dès lors, la malade à garder, non sans souffrances quelquefois, le lit, on n'a pas de peine à se figurer l'état de la malheureuse femme sous le coup de cette désolante maladie, pour peu que cet état se prolonge longtemps, comme Sims en a cité des exemples.

D'autre part, l'entrée du vagin étant inaccessible, l'intromission ne pouvant avoir lieu, la règle est la non fécondation, la stérilité. Bien qu'on cite quelques exemples de grossesse sans intromission, il n'en est pas moins vrai que ces faits sont rares. Du reste, la plupart des auteurs n'ont pas hésité à considérer le vaginisme comme une des causes déterminantes de la stérilité.

Cette circonstance est d'autant plus fâcheuse qu'il est relativement très rare de voir le vaginisme survivre à une grossesse, le passage de l'enfant à travers l'orifice vulvo-vaginal distendant selon toutes probabilités les tissus, de façon qu'il leur est ensuite impossible de se contracturer à nouveau. Dans ces circonstances, la nature opère physiologiquement une véritable dilatation forcée. Néanmoins, ce fait n'est pas constant, et non seulement le vaginisme peut apporter à l'accouchement un sérieux obstacle, mais encore il peut persister et reprendre son évolution première aussitôt la terminaison de la grossesse.

Grave encore est le pronostic du vaginisme au point de vue de l'intervention qu'il nécessite souvent.

Nous verrons, en effet, dans le chapitre suivant, que pour combattre cette affection si douloureuse, si tenace, si néfaste au point de vue de la reproduction, on n'a pas hésité à employer des procédés de violence, à pratiquer des opérations sanglantes.

TRAITEMENT.

Pour faciliter l'exposition de cette partie de notre sujet, nous diviserons l'étude du traitement du vaginisme en deux chapitres principaux, division qui nous semble, du reste, parfaitement légitime, étant donné que, dans certains cas, la thérapeutique s'adresse à tout l'organisme, le traitement est général, d'autres fois, au contraire, la thérapeutique locale, et c'est de beacoup le cas le plus fréquent, seule employée, donne les meilleurs résultats.

Traitement général. — Dans les cas où le vaginisme paraît être sous l'influence d'un état général, on conçoit que le traitement général arrive à guérir complètement cette affection, et particulièrement dans les cas de vaginisme nerveux dépendant d'un état hystérique, c'est un traitement antispasmodique, en même temps que reconstituant, qui devra être employé; c'est ainsi que la médication tonique, associée à l'hydrothérapie, sous forme de douches générales, sera indiquée dans ces cas.

Au traitement général, nous pouvons également rattacher les différentes médications internes employées contre le vaginisme. Le bromure de potassium, qui insensibilise les muqueuses, ainsi que l'a fait remarquer Gubler, a été vanté comme mode de traitement du vaginisme par Raciborski, qui le prescrivait à la dose de 2 à 4 grammes. Cet auteur insiste sur les bons effets de ce médicament, qui présente, en outre, l'avantage d'influencer d'une heureuse façon la dysménorrhée qui accompagne parfois la maladie de Sims.

Dans ces derniers temps, la métallothérapie, on le sait, a beaucoup été vantée contre l'hystérie. Il n'y a donc rien d'étonnant à la voir donner d'excellents résultats et même guérir complètement le vaginisme nerveux. L'observation de M. Decrand, que nous publions plus loin (obs. V), où l'administration de l'or *intus et extra* a amené la guérison, en est un exemple frappant.

C'est également dans le traitement général que doit trouver sa place la médication employée par les auteurs qui reconnaissent une origine spinale au vaginisme, et dirigent le traitement dans ce sens au moyen de pointes de feu appliquées le long de la colonne vertébrale (obs. VII).

En résumé, on le voit, certains cas de vaginisme nerveux, dits essentiels par certains auteurs, donnent prise à un traitement général.

Mais, d'ordinaire, il faut bien le reconnaître, la médication locale est la seule efficace; c'est celle qu'employa Sims, à l'exclusion de toutes les autres; c'est celle qui doit nous intéresser le plus.

Traitement local. — Cette médication locale présente tous les degrés, depuis la simple application de poudres médicamenteuses, par exemple, jusqu'à l'opération sanglante. A ce propos, qu'il nous soit permis une petite remarque : des auteurs les plus recommandables, et, parmi eux, le professeur Trélat, paraissent s'opposer, d'une façon un peu trop absolue, à notre avis, à l'intervention chirurgicale, un peu grave, il est vrai, dans les faits qui nous occupent. Cette opinion nous paraît un peu exclusive; peut-être ces auteurs ne se sont-ils trouvés en présence que de cas bénins; mais il nous semble que, dans certaines formes graves, l'opération sanglante etait parfaitement indiquée.

Ceci posé, pour la clarté de notre sujet, nous diviserons les divers modes de traitement local en deux catégories, suivant que l'intervention sera ou non chirurgicale, et qu'on sera obligé ou non de recourir à un procédé de force pour vaincre le spasme.

Traitement médical. — Les applications topiques les plus différentes ont été vantées dans les cas de vaginisme : sans avoir la prétention de les rappeler toutes, nous citerons seulement les plus importantes. Les applications d'eau froide, sous forme de bains de siège ou sous forme de compresses mouillées : le froid est indispensable, étant donné que la chaleur, ainsi que nous avons pris soin de le faire remarquer, au cours de ce travail, a souvent le pouvoir d'exagérer le spasme vaginal par l'hyperhémie vasculaire qu'elle détermine dans la région.

On peut aussi se servir avec avantage d'une solution d'hydrate de chloral (1 gr. pour 100 gr. d'eau), employée à la température ambiante, sous forme de lotions ou de compresses.

Nous avons été à même de juger les bons effets de cette solution dans le service de notre excellent maître le Dr Dujardin-Beaumetz.

Les cataplasmes de farine de lin, de fécule, de fucus crispus, ont été employés aussi. Enfin, on s'est aussi servi de sachets contenant des poudres médicamenteuses. C'est sous cette forme que le professeur Verneuil a employé la poudre de ratanhia, qui lui avait donné le meilleur résultat dans le traitement de la fissure à l'anus; mais il reconnaît, dans les cas de vaginisme, n'en avoir rien obtenu.

Le professeur Trélat vante la cautérisation au nitrate d'argent et le glycérolé de tannin.

De tous les médicaments recommandés pour le traitement local, il en est un qui mérite de nous arrêter plus longuement : c'est la poudre d'iodoforme. Employée par M. le professeur Tarnier et M. Siredey, elle leur a toujours donné le résultat le plus favorable. A ce propos, qu'il nous soit permis de faire un nouvel emprunt aux *Annales de gynécologie* : « Nous lisons, dans le *Journal de médecine et de chirurgie pratique*, que M. Tarnier a employé un mode de pansement qui lui a réussi d'une façon presque inespérée dans un cas remarquable de vaginisme. Il s'agissait d'une jeune femme de 32 ans, mariée depuis dix-sept ans et affectée d'une hyperesthésie extrême de la vulve. Cette jeune femme se plaignait de douleurs vives dans la marche, et les rapprochements sexuels étaient un véritable supplice qu'elle évitait le plus possible.

Elle ne présentait aucune lésion de la vulve ni du col de l'utérus. Le seul contact d'un stylet sur une des petites lèvres faisait pousser des cris. Elle n'était jamais accouchée, mais avait fait à 17 ans une fausse couche de 6 mois.

M. Tarnier eut l'idée de saupoudrer l'orifice vulvaire et les petites lèvres de poudre d'iodoforme, et, quelques heures après, l'orifice vulvaire était insensible.

Pendant deux jours, les douleurs disparurent, pour revenir, mais moins intenses. M. Tarnier appliqua le même pansement, en écartant l'orifice vulvaire et en plaçant un tampon de ouate entre les lèvres couvertes de la poudre. Dès le second pansement, la sensibilité était tellement diminuée que l'on pouvait toucher la vulve sans causer de douleurs. Le coït avait été pratiqué quarante-huit heures après l'application du pansement, et avait été infiniment moins douloureux qu'auparavant. M. Tarnier conseilla de le pratiquer le soir même après le pansement.

En agissant ainsi progressivement, en profitant chaque fois du bénéfice acquis par le pansement, il est infiniment probable qu'on arrivera à faire disparaître complètement les phénomènes douloureux et l'infirmité qu'ils entraînent (1). »

L'iodoforme s'emploie ordinairement soit en poudre, soit en pommade, comme dans la formule suivante :

Iodoforme pulvérisé. . .	4 grammes.
Vaseline.	30 —

soit, enfin, en pulvérisations, au moyen d'une solution au 10e dans l'éther (Dujardin-Beaumetz).

Traitement chirurgical. — Nous arrivons maintenant à l'étude du traitement véritablement pratique du vaginisme, le seul actif dans la plupart des cas, et que nous désignons sous le nom de « traitement chirurgical ».

Il comprend deux procédés principaux : la dilatation et les opérations sanglantes ; la dilatation elle-même, qui constitue la méthode de beaucoup la plus employée, se fait d'une façon progressive ou extemporanée.

La dilatation progressive et graduelle a été employée par presque tous les auteurs, qui en ont obtenu souvent de bons résultats. Cette dilatation s'effectue au moyen de mèches laissées à demeure pendant quelque temps, ou encore de bougies ; les bougies molles en caoutchouc nous paraissent préférables aux bougies ou sondes dures, qui ne s'accommodent pas aussi volontiers aux sinuosités du conduit vaginal, et qui, d'autre part, froissent souvent

(1) Annales de gynécologie, 1875, t. II, p. 391.

douloureusement et contondent la paroi vaginale. Dès que la dilatation a amené un peu de relâchement, il est recommandable d'introduire dans le vagin des suppositoires calmants à l'extrait d'opium, et surtout à l'extrait de belladone (Noël Guéneau de Mussy). On peut, du reste, dès es premiers jours, employer des mèches enduites de pommade belladonée ou même d'extrait de belladone pur. Il suffit de lire l'excellente leçon que M. Gallard a consacrée au vaginisme dans son *Traité des maladies des femmes* pour se convaincre des bons effets que cette médication, bien conduite, a pu produire dans certains cas.

Mais, ainsi que le fait remarquer M. le professeur Verneuil, souvent, le plus souvent même, ce procédé de la dilatation simple et graduelle est insuffisant. Le traitement dure trop longtemps, et la malade, découragée par la lenteur avec laquelle se produit une amélioration quelquefois à peine sensible, en arrive d'elle-même à prier le gynécologiste d'en venir à une opération plus radicale, qui est la dilatation forcée.

Cette méthode a, sur le mode de traitement précédent, l'avantage d'agir rapidement ; mais elle lui est inférieure en ce qu'elle présente beaucoup plus de gravité relative, car elle nécessite l'emploi du chloroforme et expose à ses accidents. Nous ne pouvons, en effet, oublier de signaler la difficulté relative que présentent à l'anesthésie les organes pelvi-génitaux, fait bien connu des chirurgiens et des gynécologistes, et d'autant plus remarquable que, si l'anesthésie n'est pas complète, on s'expose, vu l'hyperesthésie physiologique de la zone génitale, à déterminer des syncopes réflexes capables de gêner singulièrement la chloroformisation.

Néanmoins, c'est à ce mode de traitement, expéditif et sûr, que le professeur Verneuil accorde de beaucoup la préférence. Nous ne saurions mieux faire que de citer ici l'observation d'une malade traitée par lui, de concert avec le professeur Tarnier, observation qui dans l'espèce est tout à fait concluante.

« A l'âge de 23 ans, cette dame, d'ailleurs très belle personne et de belle stature, avait une fissure anale très douloureuse; sa mère me l'amena, et nous lui fîmes la dilatation anale sous le chloroforme. Les phénomènes spasmodiques disparurent comme par enchantement. Quelques années plus tard, et mariée alors, elle vint me retrouver, avouant qu'il lui avait été impossible d'accomplir jusque-là l'acte conjugal. Le mari était très riche, porteur d'un très beau nom ; la famille désirait un héritier. C'est dans ces conditions que la malade me fut envoyée par mon ami Tarnier. Nous pratiquâmes l'examen de la malade, ce qui nous permit de constater, à l'entrée du vagin, deux petites saillies très rouges, très sensibles au moindre contact. Au reste, tout paraissait dans des conditions normales. Je pensai alors qu'il y avait lieu d'appliquer la méthode de Sims, et proposai d'enlever les saillies douloureuses.

La malade fut endormie et les deux tubercules détruits avec le thermocautère. Malheureusement, nous n'obtînmes pas de cette intervention le résultat espéré et les petites plaies produites devinrent bientôt le siège d'une hyperesthésie très grave. L'introduction du doigt était très douloureuse, si bien qu'un mois après nous délibérâmes de faire une nouvelle opération. Celle-ci fut la dilatation très large que je pratiquai sous le chloroforme et qui fut suivie d'une guérison complète.

De tout ceci résulte que je considère comme inutile l'opération de Sims et la résection des caroncules myrtiformes, je leur préfère de beaucoup la dilatation que j'ai toujours trouvée très suffisante (1). »

La dilatation forcée se pratique d'ordinaire au niveau du vagin de la même façon que celle de l'anus. La femme anesthésiée est placée dans la position dite *obstétricale*.

Les deux pouces de l'opérateur sont introduits dans le vagin, tandis que le reste de la main s'appuie sur les ischions; puis les pouces sont ramenés simultanément en dehors.

Cette manœuvre est souvent insuffisante, car souvent l'obstacle, comme nous avons pris soin de le signaler à plusieurs reprises, siège profondément dans le vagin. Nous croyons donc que la technique du professeur Verneuil est la meilleure. Ce chirurgien, après avoir pratiqué la dilatation forcée de façon à ouvrir la voie au spéculum, introduit dans le vagin, pour le distendre, le spéculum de Ricord, puis le spéculum de Sims dont il appuie fortement la branche supérieure sur le plancher vaginal, en le dirigeant profondément en arrière dans la direction du coccyx, de façon à briser la résistance du périnée. Par ce procédé le professeur Verneuil obtient d'excellents résultats : l'observation que nous publions plus loin et que nous avons recueillie dans son service en est un exemple manifeste (obs. XI).

A propos de la dilatation forcée, nous devons signaler un accident sur lequel le professeur Verneuil appelle l'attention et que nous avons noté dans notre observation. C'est l'hémorrhagie, due le plus souvent à la congestion, qui accompagne les lésions originelles du vaginisme et qui peut être assez considérable pour nécessiter le tamponnement.

(1) Verneuil. Leçon clinique recueillie par P. Berthod, interne des hôp. Gaz. méd. de Paris, 1884.

L'emploi de cette méthode de force trouve dans la nature sa justification physiologique. Au moment de l'accouchement, le fœtus n'agit-il pas, en effet, en dilatant outre mesure le vagin et l'orifice vulvaire et ne voit-on pas le vaginisme céder d'ordinaire à la parturition, alors même que pendant l'accouchement il avait pu faire redouter des complications sérieuses? Aussi, c'est dans le but d'amener la grossesse et de faire disparaître par sa terminaison le vaginisme qu'on a conseillé le *coït éthéré*, pratique qui, dans certains cas, a été continuée pendant toute une année.

Comme procédé de force, nous citerons encore la dilatation forcée de l'anus qu'ont employée certains auteurs qui, se fondant sur la continuité des fibres des deux sphincters, leur synergie fonctionnelle étaient amenés à forcer l'un pour influencer l'autre. Ce procédé a même aussi été employé dans certains cas de vaginisme supérieur, dû à la contraction du releveur de l'anus. Dans un cas de ce genre, Henrichsen a fait disparaître la contracture vaginale en dilatant le rectum (1).

Nous arrivons maintenant à l'étude des moyens sanglants mis en œuvre contre le vaginisme : c'est dans cette catégorie qu'il faut ranger l'incision de la muqueuse vaginale faite par Huguier dans un cas où la médication topique n'avait point réussi : il fit deux incisions bilatérales du vagin et introduisit ensuite des mèches opiacées. La guérison survint au bout de deux mois. (Huguier, thèse de Paris, 1834.)

Nous avons déjà signalé le procédé opératoire qu'employa Pinel-Grandchamp (Clin. chir. de Dupuytren). De son côté, Michon fit la section sous-cutanée du sphincter vaginal.

(1) Henrichsen. Strictur des Scheidengewölbes bewirkt durch Krampf des Musculus levator ani. Arch. f. Gynæk., 1884, vol. XXIII. p. 59.

Mais c'est Sims qui, le premier, a réglementé l'opération. D'après A. Richard, « cette opération consiste :

1° Dans l'enlèvement, aussi exact que possible, de toute la membrane hymen ou de ses débris, et même de tout point de la vulve conservant, après l'enlèvement de l'hymen une sensibilité anormale.

2° Dans l'incision large du sphincter et de tout l'orifice. M. Sims fait deux incisions. J'ai fait, dit M. Richard, avec succès, dans un cas, une seule plaie médiane, aussi étendue que possible, avec la seule précaution de ne pas léser le rectum : le vrai but à poursuivre est de diviser, dans toute son étendue, le sphincter de la vulve.

3° L'effet de ces deux opérations, qui peuvent être faites à plusieurs jours d'intervalles ou dans une même séance, et, cela va sans dire, avec l'aide du chloroforme, est assuré par la dilatation. Le dilatateur est une grosse bougie de verre ou de caoutchouc cylindrique, pour se mouler sur le vagin, excavée supérieurement en rigole, pour éviter de blesser l'urèthre et le col vésical, maintenu par lui-même ou par un bandage. Le dilatateur peut-être introduit tout de suite, s'il coule du sang abondamment ; sinon, on attend au lendemain, et les femmes le portent pendant un mois, une ou deux heures, matin et soir (1). »

La section du sphincter anal a été également employée par Dolbeau et le professeur Tarnier. Nous citons, du reste, une observation empruntée à la pratique de ce savant maître. (Obs. III.)

Ces derniers procédés nous paraissent graves, et nous serions volontiers de l'avis de Scanzoni, qui préfère les opérations non sanglantes, qui, sur 100 observations, lui

(1) A. Richard. Pratique de la chirurgie journalière, 2e éd., 1880, J.-B. Baillière, p. 441 et 442.

ont donné 100 succès. Il est vrai, d'autre part, que Sims a obtenu 39 cas de guérison sur 39 cas de vaginisme par son procédé. Les opérations sanglantes ont encore, selon nous, l'inconvénient de ne porter leur action que sur une portion trop limitée de la région malade, sur la partie antérieure du vagin, de sorte qu'elles sont complètement insuffisantes dans les cas de vaginisme périnéal et postérieur, sur lesquels nous avons longuement insisté. En outre, beaucoup plus que les autres procédés, elles exposent à l'hémorrhagie.

Néanmoins, il faut bien reconnaître qu'il est des cas où, malgré leurs dangers, on se voit obligé de recourir aux procédés sanglants, comme l'ont fait, en dernier ressort, il est vrai, des chirurgiens tels que Dolbeau, Richard et Tarnier.

OBSERVATIONS

Observation I.

Vaginisme remontant à 25 ans.

Marion Sims, in thèse de Visca : Du vaginisme, Paris, 1870.

En mai 1857, dit M. Sims, je fus appelé près d'une dame âgée de 45 ans ; elle s'était mariée à 20 ans, et depuis avait été constamment malade. Les menstrues, toujours pénibles, venaient de cesser.

Elle éprouvait une grande irritabilité dans la vessie, une grande pesanteur et d'autres symptômes propres aux maladies de l'utérus. Mais, pour moi, la chose la plus remarquable dans son histoire, c'est qu'elle était restée vierge, bien qu'elle fût mariée depuis un quart de siècle. Deux ou trois ans après son mariage, son médecin découvrit un tubercule muqueux et sanguinolent sur le méat urinaire, il l'extirpa et chercha ensuite à dilater le vagin au moyen de bougies graduées, ce qui occasionna de grandes souffrances, sans amener la moindre amélioration permanente. La malade consulta les chirurgiens les plus éminents des principales villes de l'Amérique, puis visita Londres et Paris pour le même objet; mais personne ne donna une solution satisfaisante, et ne conseilla autre chose que l'emploi de bougies qui déjà avaient été expérimentées sans bénéfice.

Son système nerveux était dans un état déplorable et son impressionnabilité était telle que le plus léger bruit lui était désagréable au dernier point. Elle ne pouvait marcher que dans sa chambre, encore n'osait-elle pas souvent risquer l'expérience et se tenait-elle la plupart du temps dans son lit où elle se livrait à des efforts intellectuels incessants.

Je tentai de faire une exploration du vagin, mais j'échouai complètement. Le plus léger toucher à l'orifice de cet organe causait la plus vive souffrance qui jetait le système nerveux dans une grande commotion : il se manifestait une agitation musculaire générale, le corps entier frissonnait comme dans une fièvre intermittente. Les yeux étaient hagards, la malade poussait des cris et des sanglots, les larmes roulaient sur ses joues et elle présentait en un mot la cruelle expression de la terreur et de l'agonie.

Malgré tous ces témoignages extérieurs et involontaires de souffrance physique, elle avait le courage de se tenir sur sa couche et me suppliait de ne pas discontinuer mes efforts, pour peu que j'eusse l'espérance de découvrir quelque chose de l'état inexplicable dans lequel elle se trouvait. Après avoir exercé pendant quelques moments une pression de toute ma force, je réussis à introduire le doigt dans le vagin jusqu'à la seconde articulation, mais pas plus loin. La résistance que rencontrait le doigt à son passage était assez grande, la contraction vaginale, assez forte pour amener son engourdissement, et l'examen ne révéla qu'un spasme insurmontable du sphincter vaginal. Je dis franchement au mari que je n'y connaissais rien, que je n'avais vu, entendu parler de rien de semblable, et que je ne pouvais en conséquence rien promettre. Cependant, je lui proposai de conduire sa femme à New-York, pour qu'il fut procédé à une investigation nouvelle, pendant l'état d'insensibilité. Ma proposition fut acceptée, et je priai le Dr Emmet, de l'hôpital des femmes, le professeur Van Buren et le Dr Kissam, de la voir avec moi. Ces deux derniers prirent la responsabilité de l'éthérisation.

Avant l'anesthésie, je croyais devoir encore essayer de visiter le vagin, quand les mêmes symptômes se manifestèrent comme la première fois. Mais aussitôt que la patiente fut entièrement sous l'influence de l'éther, je trouvai, à ma grande surprise, l'orifice vaginal complètement détendu et le vagin lui-même dans un état normal. Il n'était pas large, mais assurément aussi développé qu'il était nécessaire. L'utérus était renversé et une petite excroissance polypoïde, de la grosseur d'un pois, se trouvait implantée sur le museau de tanche.

Cette excroissance fut extirpée, non dans l'espoir d'exercer quelque influence sur l'état particulier de la malade, mais pour prévenir le développement futur de ce produit morbide. J'émis l'opinion que nous avions affaire à une contraction spasmodique du sphincter vaginal, résultat d'une irritabilité inexplicable des nerfs de cette partie.

Lorsqu'il me fut demandé si la guérison était possible, je répondis : « Je ne sais pas, car on ne trouve dans les livres aucune lumière sur ce sujet, mais il me semble que le seul traitement rationnel doit être emprunté à la chirurgie. » Toutefois, je refusai de rien faire, me fondant sur ce qu'une opération encore non éprouvée ne pouvait se justifier sur une personne du rang de la malade, l'hôpital étant le champ légitime de l'observation expérimentale.

C'est là, ajoute Sims, un exemple exagéré des affections de cette classe. J'en ai vu plusieurs cas, à peu près, mais non tout à fait aussi douloureux. Les facultés intellectuelles de cette dame, la culture de son esprit et sa haute position sociale, aussi bien que ses longues souffrances, tout conspirait pour que le mal dont elle était atteinte devint pour moi un objet de méditation et d'anxiété. C'était le premier exemple de la sorte que j'eusse jamais vu, et je n'aurais pas à m'étonner que ce fût le dernier.

Observation II.

Persistance de l'hymen douloureux. — Vaginisme. — Dilatation forcée. — Guérison.

(Péan, in thèse de Visca).

Madame V..., 39 ans, veuve, d'une santé délicate, très nerveuse, vient me consulter en mai 1869. N'ayant pas pu pratiquer le coït complètement pendant son premier mariage, elle voudrait se guérir de son mal, afin de se marier dans de meilleures conditions sexuelles et arriver à avoir des enfants.

J'examinai les organes génitaux externes et je trouvai un hymen complètement intact. Cette membrane dure, résistante, était extrêmement sensible. Il se produisait des crises de douleur au moindre contact de cette région, ainsi qu'à la région du bulbe et du vestibule. L'introduction du doigt était impossible. Dans ces régions, on trouvait une inflammation érythémateuse que je considérai comme le résultat de la masturbation, qu'elle m'avoua du reste.

J'ai endormi la malade et, après avoir pratiqué l'excision de l'hymen, je fis la dilatation brusque de l'anneau vulvaire et du vagin en même temps, puis j'introduisis le dilatateur de Sims. Plus tard, j'appliquai mon dilatateur en caoutchouc, et avec cet appareil j'ai pu faire la dilatation graduelle pendant un certain temps. La malade a guéri.

Observation III.

Prurit vulvaire. — Vaginisme périnéal: intervention chirurgicale à trois reprises. — Amélioration passagère.

Thèse de Visca (communiquée par M. Tarnier.)

Madame L..., âgée de 30 ans, couturière, mariée à l'âge de 20 ans, vint consulter M. Tarnier à l'hôpital de la Maternité, au commencement du mois de septembre 1869. Cette femme raconte qu'elle fut réglée à 16 ans, et que, habituellement, ses époques menstruelles sont régulières.

Il y a quatre ans, sans cause appréciable, elle fut prise à la vulve de démangeaisons atroces, insupportables qui durèrent pendant quinze jours aussi vives; puis rémission; nouvelles démangeaisons, nouvelle rémission; mais la malade n'a jamais reconnu à ces rémissions aucun caractère périodique. L'apparition des règles avait sur elle une influence variable : tantôt les démangeaisons étaient apaisées à l'approche et pendant l'époque; tantôt, au contraire, elles étaient plus vives. Les médications les plus variées avaient été employées pour combattre cette affection rebelle, rendant douloureux, puis impossibles les rapprochements sexuels. On lui prescrivit des lotions narcotiques, émollientes, astringentes, des sangsues à la vulve, ayant déterminé l'apparition de cinq furoncles, des bains gélatineux d'abord, alcalins...

A son arrivée à la consultation, les démangeaisons sont très vives et suivies de cuisson, quoique la malade s'abstienne de se gratter. La face, sans être amaigrie, porte l'empreinte, sinon de la tristesse, du moins d'une préoccupation fatigante. La malade est sombre et a des idées noires; elle désespère de la guérison. Bruits de souffle cardiaque et carotidien au premier temps; pas de sommeil, appétit conservé.

Deux ou trois badigeonnages avec du sublimé et des lotions à l'eau, aussi chaude que la malade pourra la supporter, sont prescrites tant que la malade vient à la consultation.

Le 9 octobre, elle entra à l'hôpital, salle Sainte-Marguerite, lit n° 2. Même état général, mêmes démangeaisons; rien d'appréciable à la vulve, sauf un peu de rougeur au niveau de l'orifice vulvaire.

Du 9 au 14. Chaque matin, badigeonnage avec une solution de sublimé (1 gramme pour 200 grammes d'eau), sans amélioration.

Du 14 au 18. Matin et soir une séance d'électricité appliquée *loco dolenti*, de deux à quatre minutes chacune (appareil Le Breton, courant faible); douleur très vive au moment de l'application du courant, et un peu après. Pas d'amélioration dans les démangeaisons.

Le 18. La malade est prise, vers 3 heures, de céphalalgie, de fièvre; 1 gramme de sulfate de quinine en potion, pendant quatre jours en font justice.

Le 25. On commence le bromure de potassium à l'intérieur 4 grammes, et toutes les heures un badigeonnage à la vulve avec un pinceau de charpie trempé dans une solution saturée de tannin.

Le 29. La malade peut se lever; les démangeaisons sont moins vives; la figure plus réjouie. Une petite excoriation qui existe à la partie latérale gauche, et qui détermine des picotements très douloureux, etc..., est touchée avec le crayon argentique. Le bromure de potassium et les badigeonnages au tannin sont continués.

A partir du 29, les démangeaisons sont moins vives, mais elles sont remplacées par une sensation qu'on ne saurait mieux caractériser qu'en se servant de l'expression de la malade : « Elle éprouve des brûlements ». De plus, la défécation devient pénible, il y a de la *contraction anale*, aussi bien que de la *contraction vulvaire*, ce que l'on peut constater et par la vue et par l'introduction du doigt dans chacun de ces orifices. L'examen direct permet de voir les sphincters ani et cunni, formant entre la vulve et l'anus une corde étendue transversalement, dure, tendue, faisant par instant saillir la peau qui les recouvre.

20 novembre. M. Tarnier opère la section sous-cutanée de la moitié droite du sphincter anal externe; la malade est soulagée, puis les douleurs, les brûlements reparaissent.

En somme, le 25 novembre, la malade n'a pas bénéficié sensiblement du traitement déjà varié : son état est à peu près celui observé à son entrée.

C'est alors que M. Tarnier, pour vaincre ce ténesme des sphincters si développés et contracturés, se décide à en pratiquer la section.

Les 4 et 5 décembre. Le rectum est vidé par un verre d'eau de Sedlitz.

Le 7. On procède à l'opération de la façon suivante :

La malade, à jeun, est soumise aux inhalations chloroformiques; l'anesthésie est longue à se produire et reste incomplète. La malade est placée sur le bord du lit, couchée sur le côté droit dans la position nécessitée pour l'opération de la fistule à l'anus; un aide écarte les fesses de façon à mettre bien en évidence la région ano-vulvaire. En introduisant le doigt dans chacun des deux orifices, on constate une fois de plus et le développement des sphincters et leur contraction permanente. Le chirurgien introduit l'indicateur gauche dans le rectum et soulève fortement l'épaisseur de la paroi qui sépare les orifices, il incise sur cette saillie transversalement la peau de la région, et fait porter l'incision à peu près sur le milieu de l'espace compris entre l'anus et la fourchette. Il dissèque successivement les deux lèvres de la plaie, en les rejetant, l'une en avant, l'autre en arrière; l'aponévrose superficielle, le tissu cellulaire sont ainsi divisés. Alors, changeant la direction du bistouri, il le porte d'arrière en avant, et divise, sur la ligne médiane, couche par couche, presque une à une, les fibres musculaires du sphincter perpendiculairement à leur direction transversale. Puis, il introduit l'indicateur à travers l'orifice vulvaire et coupe de la même manière les fibres du constricteur cunni. Un aide éponge à mesure, et les fibres sont divisées, pour ainsi dire une à une, jusqu'à ce qu'on arrive sur une surface blanchâtre, sur laquelle on distingue des ramifications flexueuses des veines hémorrhoïdales; de plus, une artériole coupée et fournissant un jet exigu, mais suffisant pour nécessiter une ligature, avertit que l'on touche à la couche celluleuse sous-muqueuse. On peut constater alors que l'espèce de pont contracturé entre la vulve et l'anus a disparu. Il reste un peu de constriction, produite par les parties latérales restantes du sphincter anal. M. Tarnier se propose d'ailleurs de faire la section si la contracture persiste. Écoulement sanguin presque nul. Pansement à plat, soutenu par un bandage en T. Régime habituel. (Premier degré.)

Du 4 au 10 décembre, peu de réaction fébrile; la malade continue à se lever, comme avant l'opération; les démangeaisons sont moins vives, moins vifs aussi les brûlements, sauf quand la malade va à la garde-robe; la lèvre postérieure de la plaie est tuméfiée; introduction de grosses mèches de charpie enduites de cérat dans le rectum.

Le 10. Les brûlements et les démangeaisons reparaissent aussi intenses que par le passé.

Le 12. La malade est chloroformisée, mais difficilement et incomplètement. M. Tarnier incise de chaque côté le sphincter anal. Les jours suivants, soulagement, mais momentané, car l'état antérieur reparaît le 17. M. Tarnier pense qu'il y a de la contracture de tous les muscles de l'excavation du bassin : releveur anal, ischio-coccygien, sphincters, ... et la contraction éprouvée par le doigt introduit dans le rectum, confirme son opinion.

Le 27. La première incision entre l'anus et la fourchette est cicatrisée; les deux incisions latérales de la marge de l'anus sont en voie de cicatrisation. La malade ne se plaint plus si vivement de démangeaisons et de brûlements; mais surtout la constriction anale a bien diminué et la défécation est moins pénible.

A partir du 27, tous les jours une pilule d'acide arsénieux (3 milligrammes).

Dans le courant du mois de janvier 1870, M. Tarnier enlève au niveau du méat urinaire quatre petites productions polypiformes. Les jours suivants, les démangeaisons continuent; au moment où elles sont surtout intenses, la coloration est plus vive, plus rouge, très manifestement.

La malade fait remarquer que quand elle a de la migraine, les démangeaisons la font moins souffrir.

Le 21 février, en présence de M. P. Smith, de Londres, la malade est soumise aux inhalations de tétrachlorure de carbone (à la rose). L'anesthésie qu'on avait jamais pu obtenir complètement, ni facilement, est bientôt produite avec une très petite quantité de ce liquide. M. Tarnier excise une grande partie des caroncules qui semblent un peu hypertrophiées et sont, au moindre contact, le siège de très vives douleurs. Un fer rouge est promené au milieu du méat urinaire, autour duquel se trouvent trois ou quatre saillies rougeâtres et très sensibles. L'insensibilité a été absolue pendant l'opération.

Les jours suivants, symptômes de réaction et d'élimination des eschares. Après la chute de celles-ci, la malade continue à se plaindre des mêmes cuissons.

Etat actuel. — Le 18 mars 1870, M. Tarnier eut l'obligeance de nous faire voir et examiner la malade et nous avons constaté que la contracture anale et les douleurs pendant la défécation ont complètement disparu. Le spasme vaginal, au contraire, persiste encore, mais à un moindre degré. Les démangeaisons existent au même degré que par le passé. Ces douleurs paraissent s'irradier à partir du méat urinaire, qui semble en être le foyer principal. En cet endroit on aperçoit encore de petites taches rouges très sensibles au toucher. M. Tarnier se propose, après avoir fait reposer la malade pendant quelques semaines, d'exciser le méat urinaire et le canal de l'urèthre dans la longueur de 1 centimètre.

Observation IV.

Accouchement. — Vaginisme postérieur. — Intervention chirurgicale. — Mort.

(Révillout. Les constricteurs du vagin : le vaginisme supérieur et le vaginisme proprement dit, in Gaz. des hôp., 1874, p. 793.)

Il y a trois ans environ, une femme jeune encore, primipare, très bien musclée, était entrée à l'Hôtel-Dieu pour y faire ses couches.

Comme le travail se prolongeait, l'interne du service pensa qu'il y avait lieu de recourir au forceps; en conséquence, il introduisit les branches de l'instrument, et, paraît-il, il n'éprouva aucune difficulté pour le faire. La tête était encore au détroit supérieur. Les premières tractions furent inefficaces, et n'osant insister, le jeune opérateur crut devoir recourir aux lumières d'un accoucheur de profession. Avant de le faire appeler, il eut soin de retirer les branches du forceps.

Cet accoucheur, homme très distingué à tous égards et dont le nom fait autorité, arriva trois quarts d'heure plus tard environ : il voulut, lui aussi, terminer l'accouchement par le moyen des fers, mais quand il essaya d'introduire à son tour les branches de l'instrument, la chose lui fut impossible. Un peu au-dessous de l'utérus, le vagin était divisé en deux parties, pour ainsi dire, par une sorte de double bride qui s'étendait de chaque côté, d'avant en arrière, à peu près perpendiculairement à l'axe du corps.

Quelle pouvait être la nature de cette double bride? L'accoucheur en renom jugea qu'elle devait être cicatricielle, et malgré les affirmations du jeune interne, il se refusa à admettre que l'introduction du forceps eût été possible moins d'une heure plus tôt.

Du moment que l'obstacle était considéré comme le résultat de cicatrices, la conduite à suivre était toute tracée : on ne devait pas espérer de le voir céder de lui-même, car les tissus inodulaires ne se prêtent pas à une dilatation physiologique. Le mieux était donc de recourir à l'instrument tranchant sans plus tarder.

On fit de chaque côté du vagin une longue incision parallèle à l'axe du canal et par conséquent à peu près perpendiculaire à la base des deux replis en question. L'enfant fut retiré alors sans difficulté. Trois jours après la femme mourut.

L'autopsie fut faite avec grand soin. On trouva du pus dans les sinus de l'utérus, dans les veines du petit bassin, ce qui expliquait l'issue funeste.

Mais quant à des brides cicatricielles ou autres, on n'en rencontra pas la moindre trace : le vagin était sain et tout à fait normal. Autour des plaies, aucune saillie, aucun relief n'expliquait la nécessité dans laquelle on s'était trouvé de pratiquer de larges débridements à droite et à gauche.

Observation V.

Hystérie grave compliquée de vaginisme guérie par l'or intus et extra.

(Decrand. Communication à la Société de biologie. — Gaz. méd. de Paris, 1878, p. 516-517.)

Le 29 décembre 1874, je fus appelé en consultation à B... (Allier) pour un cas d'hystérie dont voici les principales phases.

Mlle L. G..., âgée maintenant de 32 ans, est hystérique depuis l'apparition de la menstruation. Elle a toujours été souffreteuse et anémique; mais les crises hystériques, d'abord courtes et rares, devinrent, en 1869, plus violentes et plus rapprochées; l'appétit, les forces et le sommeil se perdirent et le bras droit fut frappé d'une contracture, telle que, pendant plus de deux années, la main droite fut inapte à n'importe quel usage.

Le 22 mars 1870, sous l'influence de causes morales, l'état empira. Durant plusieurs jours, il y eut des attaques incessantes, laissant à leur suite un état syncopal qui inspira les plus vives inquiétudes. A partir de cette époque, la malade ne quitta plus le lit. Survinrent ensuite un œsophagisme qui permettait à peine une fois par jour l'ingestion de quelques cuillerées de bouillon coupé de vin, une photophobie des plus intenses, des terreurs sans motif, surtout la nuit, etc.

Dans l'été de 1871, il y eut un certain amendement, mais de courte durée; l'hiver suivant, aux troubles ci-dessus indiqués, vinrent s'ajouter des sueurs profuses survenant tous les jours après le coucher du soleil.

Nouvel amendement dans l'été de 1872. L. G... qui en était arrivée à faire quelques pas dans sa chambre, soutenue ou non par deux aides, selon les jours, garde de nouveau complètement le lit. Lorsque le 29 décembre, je la vis pour la première fois, voici quel était son état : trémulation convulsive de la tête et des membres, du côté droit surtout, à mon approche, comme à la vue de toute personne étrangère; perte presque absolue des forces musculaires, amyosthénie générale; à droite, paralysie de la main précédemment contracturée; inertie intestinale, garde-robes tous les huit ou dix jours, à force de lavements; météorisme, urines rares et tellement chargées que, suivant la malade : « elles étaient comme si on y avait ajouté moitié poudre blanche », anesthésie générale, seulement interrompue çà et là par des points excessivement hyperesthésiés, notamment le long du rachis, au vertex, etc.; toute piqûre est exsangue; amblyopie, jambes et pieds d'un froid cadavérique, toux sèche, fatigante et d'autant plus inquiétante que la mère de L. G... est morte d'une affection pulmonaire chronique; boule hystérique et sensation constante de suffocation.

L'œsophagisme persiste, mais à un degré moindre; il y a de plus des vomissements très pénibles de presque tous les aliments; palpitations cardiaques à *faire perdre la respiration*, ovarie intense, point de sommeil sans chloral; malgré tout, persistance des règles qui reviennent toutes les trois semaines, durent six jours au moins et s'accompagnent de vives douleurs dans tout le bassin. Chaque époque laisse la malade à peu près exsangue. Rien à l'auscultation ni à la percussion. Cependant la maigreur, la toux continuelle, les sueurs nocturnes, les antécédents héréditaires, etc., ne laissent pas que d'inspirer les plus vives inquiétudes.

Que faire contre un état si complexe et d'apparence si grave? Naturellement on avait déjà usé de tous les antispasmodiques et toniques connus ; bromures de potassium et de camphre, valériane et valérianates, préparations de fer et de zinc, quinquina, assa fœtida, castoreum, opium, chloral, etc. Restait l'hydrothérapie: mais comment oser en parler en hiver et en présence des craintes de phtisie? Je proposai donc timidement, sans grand espoir, et plutôt pour faire quelque chose (j'en fais l'aveu sincère) de recourir à la métallothérapie. Celle-ci acceptée, je dus procéder à l'examen métalloscopique; mais sans expérience spéciale et ne possédant pas d'autre instrument qu'un esthésiomètre, je ne mis pas moins de huit jours à reconnaître que l'or, et l'or seul, opérait le retour de la sensibilité sur les parties anesthésiées. Ce point bien établi j'administrai à l'intérieur le chlorure d'or et de sodium à doses croissantes et je prescrivis des applications de pièces d'or sur les quatre membres pendant deux heures, matin et soir.

Appelé auprès de la malade, seulement à titre de médecin consultant, je n'ai pu suivre, jour par jour, la marche de la guérison. Ce dont je puis témoigner, c'est que l'amélioration fut rapide: les vomissements cédèrent tout d'abord, la menstruation qui suivit fut moins abondante et les forces revinrent progressivement. Un mois environ après le début du traitement par l'or *intus et extra*, L. G... marchait déjà un peu dans la maison et cela malgré l'hiver qui, les années précédentes, avait toujours eu une fâcheuse influence sur sa maladie. Comme je n'avais rien à changer à la médication, L. G... cessa peu à peu de me voir, tout en continuant son traitement.

Au bout de six mois, il y avait toutes les apparences d'une guérison à peu près complète, et une année s'était à peine écoulée que L. G... se mariait et mettait complètement de côté le sel d'or. Mais malgré l'apparence tout à fait satisfaisante de la santé, l'hystérie n'avait pas dit son dernier mot. La première nuit des noces, L. G... eut une syncope; il en fut de même les nuits suivantes. On vint de nouveau me consulter; je constatai l'existence d'un vaginisme des plus complets, l'essai du spéculum auris ou de la simple introduction de l'index, provoquait d'atroces douleurs, et en persistant, j'aurais amené sûrement l'état syncopal de la première nuit.

Je prescrivis l'iodoforme, le bromure de camphre, la belladone; je fis plusieurs cautérisations légères au nitrate d'argent, enfin je songeai à pratiquer soit la dilatation, soit une autre opération. Cette perspective fit fuir L. G...

Plus tard elle me revint. Alors, mieux édifié sur l'efficacité de la métallothérapie dans les cas de contracture persistante (comme par exemple, celle offerte par la malade de M. le professeur Verneuil, dont le Dr Burq a récemment publié l'observation dans la *Gazette medicale de Paris*), je conseillai à L. G... de reprendre le chlorure d'or et de sodium à plus hautes doses et au lieu de la dilatation dont j'avais d'abord parlé, je prescrivis d'introduire, tous les soirs, dans l'orifice vaginal, un petit cylindre d'or, et dès que cela serait possible, de le remplacer par un cylindre un peu plus volumineux de même métal.

A quelques semaines de là, ma malade vint, toute joyeuse, m'apprendre que cette nouvelle médication avait eu un plein succès. A chaque application locale de l'or, elle avait éprouvé dans le vagin une sensation de chaleur qui arrivait bientôt (deux heures au plus) à un tel point, qu'il fallait enlever le métal. Je procédai à un examen, et quel ne fut pas mon étonnement de pouvoir, presque sans causer de douleurs et assez facilement, introduire un spéculum Fergusson n° 1.

Observation VI.

Cystite aiguë. — Vaginisme. — Guérison.

Victor Robert Saint-Cyr, in Annales de gynécol., 1880, vol. II, p. 119.

X..., âgée de 20 ans, d'une constitution délicate, quoique née de parents vigoureux et ayant toujours habité la campagne. Un frère de 18 ans, une sœur de 17, jouissant d'une bonne santé.

L'enfance de cette jeune femme a été assez difficile; vers l'âge de 10 ans, elle a fait une fièvre typhoïde assez grave; un peu plus tard elle a été atteinte d'une fièvre intermittente, à type tierce, dont elle n'a été complètement débarrassée qu'au bout de deux ans.

Jamais elle n'a pu, comme ses frère et sœur, vaquer aux travaux des champs.

La menstruation s'est établie régulièrement en 1874 (elle avait 15 ans); les règles duraient deux jours, elle perdait rarement en blanc dans leur intervalle et, à partir de ce moment, la santé devint meilleure; des étourdissements fréquents, jusque-là, disparurent.

En mars 1879, la santé est de nouveau ébranlée, douleurs en ceinture, douleurs lombaires, pesanteur dans le bas-ventre, urines foncées, sédimenteuses, pertes blanches, pas d'appétit, impossibilité de rester longtemps assise.

En juillet 1879, peu d'amélioration dans cet état et cependant cette jeune fille se marie.

Les premiers rapports sont très douloureux et très difficiles.

Le lendemain cependant il ne se manifeste rien d'extraordinaire du côté des organes génito-urinaires, malgré une longue course à pied.

Le jour suivant, après une nouvelle promenade aussi longue que la première et de nouveaux rapports sexuels plus pénibles encore que les précédents, cette femme est prise de douleurs intenses dans le bas-ventre et forcée de se mettre au lit, il survient du ténesme vésical, la miction est fréquente et peu abondante, l'urine couleur brique.

Elle reste trois jours dans cet état, les douleurs en urinant sont intolérables et s'irradient aux flancs et aux lombes.

Un médecin est appelé, qui prescrit des sangsues sur le bas-ventre, des frictions avec une pommade calmante sur la même région, des cataplasmes laudanisés et des grands bains.

La douleur uréthrale que la malade comparait au passage d'un fer rouge, diminue notablement, mais non complètement, il reste de la cuisson en urinant, le sommeil est mauvais, la marche difficile, chaque pas réveille à ce point la douleur par l'ébranlement, que la malade ne peut sortir sans soutenir et comprimer la vulve avec la main. Inutile d'ajouter que les rapports sont complètement impossibles.

C'est à cette époque, au mois de septembre, que cette femme vint me consulter; la face est pâle, il existe un léger souffle à la base du cœur et dans les vaisseaux du cou, néanmoins l'état général n'est pas mauvais.

Le 24 septembre 1879, j'examine la malade.

Les organes génitaux externes ont leur conformation et leur coloration normales, la membrane hymen n'existe plus et malgré les plus minutieuses recherches, je ne trouve ni érosion, ni fissures, ni follicules enflammés.

Je pratique le toucher qui est médiocrement douloureux, à la condition toutefois d'appuyer assez fortement sur la fourchette, il ne révèle rien d'anormal: col petit, pointu, vierge en un mot.

L'introduction du spéculum est plus difficile, même en appuyant fortement en bas, car il est difficile de ne pas frôler l'urèthre, la malade se contracte et se retire.

L'instrument une fois en place la douleur est supportable.

Col violet, orifice très petit, vagin un peu rouge, un peu de sécrétion verdâtre, point de granulations.

Je retirai alors le spéculum et je voulus m'assurer, la malade n'ayant pas uriné depuis longtemps, s'il n'y avait pas de liquide suspect dans le trajet de l'urèthre, quoique la brusquerie des accidents au début et leur coïncidence avec les premiers rapprochements sexuels, dussent faire éloigner l'idée d'une blennorrhagie.

Il me fut impossible de pratiquer la manœuvre usitée en pareil cas, car aussitôt que je la tentais, la malade poussait des cris, serrait les cuisses et se retirait brusquement.

Je pratiquai alors le cathétérisme avec autant de douceur et de rapidité que possible, il fut néanmoins très pénible, mêmes cris, mêmes mouvements instinctifs : j'obtins une petite quantité d'urine rouge.

J'appliquai alors en les refoulant en arrière, trois petits bourdonnets d'ouate en queue de cerf-volant, et imbibées d'un peu de glycérine, l'intolérance était si grande qu'ils furent rejetés après quelques pas.

J'avais institué en même temps le traitement complet :

A l'intérieur, vin de quinquina, eau ferrée, tisane de bourgeons de sapin; localement, injections de feuilles de noyer, onctions belladonnées (4 gr. d'extrait par 30 gr. d'axonge), bains de siège tièdes avec la décoction de petite mauve deux fois par jour, me réservant de cautériser l'urèthre, s'il était nécessaire, un peu plus tard; j'étais à la campagne, il fallait viser au plus simple.

Je pus alors, sous un motif quelconque, et sans éveiller le moindre soupçon, examiner le mari, et voici ce que je trouvai : de blennorrhagie ancienne ou récente, point, mais un phimosis assez prononcé, puisqu'il ne permettait pas de découvrir le gland, au niveau du méat, dans une plus grande étendue qu'une pièce de 20 centimes.

Je conseillai alors au mari d'attendre que le mieux se manifestât dans l'état de sa femme, avant de tenter de nouveaux rapports et d'y apporter alors les plus grands ménagements.

Mes conseils furent exactement suivis, le mieux se manifesta rapidement, et cette jeune femme devenait enceinte au mois d'octobre, les règles manquèrent le 26 de ce mois.

Depuis la santé est bonne, le visage s'est coloré et la grossesse suit une marche régulière.

De temps en temps, cette jeune femme éprouve encore quelques douleurs lombaires et une certaine sensibilité du canal de l'urèthre qui ne gêne en rien, d'ailleurs, les rapports conjugaux.

Observation VII.

Cas de vaginisme survenu à la suite d'une contusion dorsale de la colonne vertébrale. — Marche chronique de l'affection. — Points apophysaires et nerfs émergents douloureux. — Traitement local du vaginisme sans résultat. — Traitement des points douloureux de la région dorsale. — Guérison rapide du vaginisme.

Chéron (J.). In thèse de Daude : De la contracture spasmodique du constricteur vulvaire : Ses rapports de causalité avec une irritation spinale localisée, Paris. 1880.

Une jeune femme de 27 ans, employée chez un marchand de vins, entra dans le service, salle Sainte-Eléonore, avec le diagnostic : uréthrite. Elle a eu deux enfants, le dernier il y a cinq ans. Elle a toujours été régulièrement réglée, mais depuis huit mois, époque à laquelle il lui est arrivé un accident grave, elle a vu survenir une perturbation dans les époques, qui retardent quelquefois de huit ou dix jours, et ne font leur apparition qu'en provoquant des douleurs dans la région lombaire et dans la région abdominale.

Il y a huit mois, elle fit une chute dans une cave, en se débattant pour résister aux agressions de son maître.

La région dorsale porta violemment sur un tas de bouteilles. Il lui fut impossible de se relever, on la transporta à l'hôpital Beaujon. Il n'existait aucune plaie. On constatait seulement une vaste ecchymose de la région lésée. La malade ne pouvait faire le moindre mouvement sans provoquer des douleurs atroces. Toute pression, même légère, pratiquée avec le doigt sur les apophyses épineuses des vertèbres dorsales, sur les nerfs émergents et sur les muscles des gouttières, était insupportable. Après quatre mois de séjour à l'hôpital, où le traitement consista en application d'eau blanche et en révulsifs légers, la malade put reprendre ses occupations. Elle éprouvait, dit-elle, encore de temps en temps des douleurs dans le dos surtout après le travail.

Quatre mois plus tard, à son arrivée dans le service, la malade est soumise à l'examen, nécessité par l'existence d'une uréthrite signalée sur sa feuille d'entrée. Je constate qu'il est impossible d'introduire le doigt dans le vagin pour presser sur le bulbe de l'urèthre. L'orifice est extrêmement étroit et la moindre pression pour le franchir produit une douleur qui fait que la malade se dérobe à l'examen en poussant un cri.

Elle raconta alors que, lorsqu'elle sortit de l'hôpital Beaujon, elle fut fort étonnée de voir les rapports sexuels impossibles, empêchés autant par la douleur que par l'existence d'un obstacle matériel. L'examen attentif de la malade nous fit constater le resserrement musculaire de l'orifice vulvaire, et à la pression une douleur très vive au niveau des caroncules myrtiformes du côté droit seulement.

M. Mercier, interne du service, voulut bien prendre un soin spécial de ce cas intéressant et s'employer régulièrement tous les jours à traiter localement par les moyens habituels (cautérisation, dilatation, narcotiques).

Après trois mois de ce traitement, la situation restait la même, il n'y avait plus à compter que sur les moyens chirurgicaux, l'excision du point douloureux, la dilatation forcée ou l'incision multiple.

Avant de me déterminer à les employer, je portai mon attention sur la région dorsale contusionnée et je retrouvai deux points apophysaires très sensibles à la pression, appartenant aux septième et huitième vertèbres dorsales avec irradiation de la douleur à la pression sur les nerfs émergents.

Etablissant à priori entre la région vulvaire et la moelle dorsa un rapprochement analogue à celui que l'étude physiologique et clinique m'avait permis depuis longtemps d'affirmer, en le confirmant par des résultats thérapeutiques, je résolus d'abandonner tout traitement local, et de traiter exclusivement les points douloureux de la région dorsale.

Des applications de teinture d'iode furent faites tous les jours au niveau de ces points douloureux. Sous cette influence, dix jours après, la région vulvaire devenait moins sensible, plus facile à explorer; deux vésicatoires succédèrent alors aux applications de teinture d'iode et il se fit une rémission plus accentuée dans la douleur. Connaissant, par expérience, la difficulté qu'il y a à faire disparaître complètement les points douloureux des apophyses épineuses et des nerfs émergents de la région lombaire par les applications révulsives ou sédatives, je proposai à la malade de substituer à l'emploi de ces moyens, la cautérisation ponctuée au fer rouge dont j'ai maintes fois pu constater l'énergique action en pareil cas.

Deux cents pointes de feu furent pratiquées la première fois et répétées tous les deux jours. Après la sixième application, la vulve fut examinée avec soin, et nous pûmes constater que non seulement la douleur à la pression au côté droit de la vulve avait beaucoup diminué, mais encore que le passage d'un spéculum bivalve de dimension moyenne était toléré.

Le même traitement fut continué et seize nouvelles applications de pointes de feu furent pratiquées de trois en trois jours.

Le spéculum put être introduit avec une facilité de plus en plus grande, et après vingt-deux applications de punctures ignées, la sensibilité douloureuse au niveau des septième et huitième vertèbres dorsales avait disparu graduellement, aussi bien qu'au niveau de l'émergence des nerfs.

Dans ces conditions, l'introduction d'un spéculum plein ayant été tentée et pratiquée avec succès, c'est-à-dire sans éveiller de douleurs et de contraction, la malade, complètement guérie de son vaginisme, put sortir de l'hôpital.

En résumé, sous l'influence de violences ayant porté sur la vulve, violences aggravées par les efforts de résistance faits par la malade, un point douloureux s'éveille dans cette région. En se débattant une chute a lieu, une contusion de la région dorsale de la colonne vertébrale en est la conséquence. Cette contusion est d'une gravité telle qu'elle nécessite un séjour de quatre mois à l'hôpital, et lorsque la malade en sort, elle est fort étonnée de ne pouvoir pratiquer le coït, empêché autant par la douleur que par l'existence d'un véritable obstacle matériel.

Un traitement local est pratiqué longtemps avec suite sans succès. La colonne vertébrale est explorée. Deux points apophysaires, très douloureux, sont constatés au niveau des septième et huitième vertèbres dorsales et au niveau des nerfs émergents.

Dirigé par certaines considérations, j'accorde à ces points douloureux une importance capitale et je pratique sur ces points une révulsion énergique, pendant deux mois, avec la cautérisation ignée punctiforme et la guérison survient.

Observation VIII.

Vaginisme inférieur guéri. — Vaginisme postérieur persistant.

Révillout. Le vaginisme supérieur. Gaz. des hôpitaux, 1881, p. 625.

Chez une dame, très nerveuse, qu'un vaginisme inférieur douloureux avait mis pendant quelque temps dans l'impossibilité absolue d'avoir aucun rapport sexuel avec son mari, la contracture vulvaire avait cessé complètement; mais les rapports restaient très pénibles et l'introduction du membre viril très incomplète.

En pratiquant le toucher, M. Bernutz trouva le vagin comme divisé en bissac par une contraction spasmodique bilatérale de faisceaux musculaires à une profondeur de quelques centimètres. Aucune contracture au-dessus de ce point, ni au-dessous.

C'est bien là le vaginisme supérieur, tel que nous l'avons signalé. M. Bernutz le reconnut aussitôt et il dirigea le traitement en conséquence.

Observation IX (personnelle.)

1° Blennorrhagie. — Vaginisme.— 2° Vaginite granuleuse.— Vaginisme périnéal chez un sujet nerveux. — Cautérisation. — Guérison.

Hortense B..., journalière, 51 ans, entrée le 17 juin 1884, à l'Hôtel-Dieu, service du Dr Gallard, salle Sainte-Marie, lit n° 35.

Cette femme, réglée vers l'âge de 16 ans, s'est mariée à 19 ans, est accouchée à 21 ans, n'a eu jamais que ce seul enfant, n'est plus réglée depuis quatre ans. La disparition des règles n'a pas été douloureuse.

La malade nous dit s'être toujours bien portée, n'accuse aucun symptôme d'hystérie, mais raconte cependant qu'elle est très sensible et impressionnable au dernier point.

Il y a huit ans, elle contracta avec son mari une vaginite blennorrhagique, pour laquelle elle reçoit les soins d'un médecin. Pendant toute la durée du traitement elle s'abstint de tout rapport; au bout d'un an elle continua à s'en abstenir à cause de la douleur que chaque tentative provoquait chez elle. L'introduction même d'une canule à injection lui était douloureuse. Cependant, elle ne paraît pas s'être autrement préoccupée de cet état, les symptômes douloureux ayant disparu après l'abandon définitif de tout rapport conjugal.

Au commencement de janvier 1884, sous l'influence de chagrins profonds qu'elle aurait éprouvés, dit la malade, ou d'une chute qu'elle fit dans un cave, les douleurs reparurent aussi intenses qu'autrefois ; l'introduction de la canule à injection provoque de vives douleurs; elle se décida à consulter et vint trouver M. Gallard, dans le service duquel elle entra.

Depuis une quinzaine de jours, la malade éprouve de fréquentes envies d'uriner, mais les mictions ne sont pas douloureuses; elle se plaint de pertes blanches. Pas de constipation opiniâtre. Bon appétit, pas de toux.

Aucun point douloureux le long de la colonne vertébrale.

Examen. — La vulve est légèrement œdématiée et rouge sur la face interne des petites lèvres et en avant des caroncules myrtiformes, au-dessous du méat urinaire.

L'introduction du doigt au niveau de la vulve est excessivement douloureux; on parvient cependant avec quelques efforts douloureux pour la malade à le franchir; on sent alors une nouvelle constriction du doigt qui semble causée par une bride transversale située dans la paroi postérieure du vagin (l'interne du service, M. Brossard, a constaté cette même sensation).

On constate, en outre, de l'induration sous-muqueuse de la paroi postérieure du vagin, des rugosités polypiformes non saignantes, surtout au niveau de cette bride transversale que nous avons signalée, des plaques indurées et très sensibles. Le col paraît normal et sain. On renonce à l'introduction du speculum, trop pénible pour la malade.

On cautérise tous les points sensibles accessibles ; en outre, la malade est soumise au traitement suivant : grands bains alcalins et pansement local avec l'iodoforme.

23 janvier. L'introduction du speculum, quoique douloureux, est possible. Nouvelles cautérisations des points sensibles. Continuation du traitement.

2 février. M. Gallard consacre une leçon à l'étude de ce cas de vaginisme.

Le 8. La malade quitte l'hôpital en bonne voie de guérison, elle continuera son traitement chez elle, et viendra de temps en temps faire constater son état.

26 juin. Nous la voyons pour la dernière fois, elle n'éprouve plus aucune douleur ; l'examen avec le doigt et le spéculum n'a plus rien de difficile ni de pénible.

Observation X (personnelle.)

Syphilis, vaginite intense. — Polypes de l'urèthre. — Vaginisme assez persistant.

Angèle C..., entrée le 24 mars 1884, à l'hôpital de Lourcine (service de M. Hutinel).

Elle ne peut nous fournir aucun renseignement sur ses parents. Elle nous apprend seulement que son père et sa mère sont bien portants et n'ont jamais présenté d'accidents nerveux, non plus que ses deux frères et sa sœur.

Elle-même a été réglée à l'âge de 12 ans et déflorée à 16 ans : dès ce moment, le coït était extrêmement douloureux. Elle entra à l'hôpital Lourcine, la première fois, le 4 mars 1884, mais en sortit le 24, ne pouvant supporter, nous dit-elle, les piqûres qu'on lui faisait comme traitement. C'est ensuite qu'elle entra dans le service de M. Hutinel.

A son entrée, on constate la présence d'accidents syphilitiques remontant, dit la malade, à plus de neuf mois ; elle présente, en effet, des syphilides pigmentaires du cou et de la nuque, avec des adénopathies multiples du cou, des aisselles et des aines. Elle nous dit, en outre, avoir perdu ses cheveux depuis quelques temps : l'examen de la gorge est négatif. L'examen de la vulve fait constater la rougeur et un léger épaississement de la face interne des deux grandes lèvres, en même temps qu'il est possible de constater des traces de syphilides à la partie inférieure de la grande lèvre du côté gauche. Vulvo-vaginite intense.

L'examen au speculum ne peut être pratiqué, car le constricteur vulvaire est le siège d'une contracture très marquée et se refuse absolument à laisser pénétrer l'instrument. Traitement spécifique. Localement : poudre de tan et injections à l'acide borique.

28 avril. Il se produit un abcès de la glande de Bartholin, qui est incisé sous le chloroforme. Pansement à l'acide borique; mèches.

Les phénomènes de vaginisme persistent non modifiés. Depuis lors cependant, et sous l'influence du traitement auquel on a ajouté la poudre d'iodoforme, les phénomènes de contracture ont beaucoup cédé, et le 24 juin, jour où nous voyons pour la dernière fois la malade, il reste seulement des traces de vaginite; quelques légères excoriations au niveau de l'orifice vulvaire à sa partie supérieure. On constate, en outre, la présence autour de l'orifice externe du canal de l'urèthre, la présence de trois saillies polypiformes très sensibles.

Le toucher se pratique facilement, il n'y a plus aucune constriction au niveau de la vulve, cependant le doigt est serré dans le conduit vaginal.

Enfin, point important à noter, le speculum de Cusco est introduit assez facilement, de sorte que les phénomènes de vaginisme ont presque complètement disparus.

En résumé, vaginisme assez persistant. Vaginisme symptomatique chez une femme de 18 ans, ayant toujours eu une certaine hyperesthésie vulvo-vaginale. Vaginisme avec concomitance de vaginite et de polypes uréthraux, deux coïncidences qui ne sont pas vraisemblablement sans rapport avec ce vaginisme, car ce dernier disparaît peu à peu à mesure que rétrocèdent ces dernières affections.

Observation XI (personnelle).

Hystérie. — Vaginite granuleuse. — Vaginisme périnéal. — Dilatation forcée. — Gucrison.

For..., âgée de 26 ans, entre le 4 juin à l'hôpital de la Pitié, salle Lisfranc, lit n° 21, service de M. le professeur Verneuil.

Antécédents héréditaires. — Sa mère, très bien portante, habite la campagne, son père est mort goutteux à 55 ans, elle a deux frères, dont l'un, raconte-t-elle, est de tempérament nerveux et très impressionnable.

Antécédents personnels. — Elle a eu une enfance assez maladive, elle eut à supporter une angine couenneuse à l'âge de 7 ans, angine couenneuse consécutive à la rougeole; plus tard, la fièvre typhoïde. Puis elle fut mise en pension. A l'âge de 14 ans, elle eut une pseudo-coxalgie qui débuta brusquement et détermina de la boiterie. Cette affection (probablement coxalgie hystérique) dura pendant trois ans et demi et disparut peu après l'établissement de la menstruation.

Celle-ci s'établit à l'âge de 17 ans 1/2 : elle était toujours régulière, et l'écoulement sanguin durait ordinairement 2 ou 3 jours. L'état nerveux persistait cependant, et elle nous rapporte que, dès lors, on la disait hystérique. Elle s'est mariée à l'âge de 23 ans, il y a à peu près trois ans.

« N'ayant pu, dit M. Verneuil dans sa leçon clinique du 12 juin, accomplir, depuis son mariage, l'acte génital, cette malade vint me consulter chez moi, se plaignant de douleurs dans le bas-ventre, d'écoulement vaginal; je voulus l'examiner et pratiquer le toucher vaginal, mais je ne pus y parvenir. C'est alors que je lui persuadai d'entrer à l'hôpital.

« Nous étions en présence de cette affection singulière, à la fois inflammatoire et spasmodique, désignée sous le nom de vaginisme. En effet, à l'examen au spéculum, vous avez pu vous convaincre qu'il y avait vaginite intense, une de ces vaginites avec hypertrophie des papilles du vagin et désignée, par ce fait, sous le nom de vaginite granuleuse donnant lieu à un écoulement purulent très abondant, vaginite accompagnée d'une hyperesthésie extraordinaire et d'une contraction spasmodique de tous les muscles du périnée. »

Le 7 juin, M. Verneuil procéda à la dilatation forcée.

Après avoir endormi la malade, il l'examina de nouveau et trouva une vulvite intense, avec écoulement abondant; la muqueuse vaginale elle-même était très congestionnée, vascularisée au point que le simple toucher détermina un écoulement sanguin notable. Il fit constater en outre que la contracture siégeait dans le muscle transverse du périnée surtout et le périnée musculaire en entier.

Après avoir pratiqué le toucher forcé de façon à ouvrir la voie au spéculum, il introduisit le spéculum de Ricord, puis le spéculum américain, en le dirigeant profondément en arrière, dans la direction du coccyx. « A ce moment, dit M. Verneuil, j'ai obtenu un écoulement sanguin assez considérable, auquel je ne m'attendais pas, je dois le dire, et je n'avais pas fait, comme j'en ai l'habitude lorsque j'opère sur des cavités, l'antisepsie préventive au moyen de lavages phéniqués. Secondairement alors, j'enfonçai un tampon phéniqué et fis pratiquer des injections; néanmoins, l'hémorrhagie se produisit dans la journée et c'est à l'omission de cette mesure que j'attribue l'élévation de température (39°) que nous observâmes le lendemain matin, hyperthermie due vraisemblablement à une auto-inoculation. »

Le 25. La malade sortit de l'hôpital, parfaitement guérie de son vaginisme.

Observation XII (personnelle).

Hystérie. — Vaginite granuleuse. — Vaginisme postérieur. — Traitement mixte. — Amélioration.

Mme D..., institutrice communale, âgée de 26 ans, de constitution délicate, a toujours été très nerveuse.

Pas d'antécédeuts héréditaires bien nets.

Elle a été réglée à 16 ans et l'a toujours été régulièrement depuis elle s'est mariée à 23 ans et n'a jamais eu d'enfants.

Avant son mariage, elle avait déjà eu quelques attaques d'hystérie auxquelles le mariage n'apporta aucune modification sensible en bien ou en mal. Sa santé, en dehors d'attaques d'hystérie, peut-être plus fréquentes, continua de se maintenir dans un état relativement bon.

Il y a deux ans au moins, les rapports avec son mari, qui jusque-là avaient toujours été pénibles, devinrent bientôt très douloureux, au point que la malade dut absolument y renoncer. Vers cette même époque, elle commença à se plaindre de démangeaisons et de vives cuissons aux parties génitales.

A partir de ce moment, l'état nerveux s'exagéra, les attaques d'hystérie devinrent de plus en plus fréquentes : la moindre contrariété suffisait pour les provoquer.

Tout en conservant sa régularité, la menstruation devint douloureuse et plus abondante.

Appelé au début de l'affection, mon excellent ami le Dr Albert Hybord, put pratiquer, malgré un spasme évident de l'anneau vulvaire, l'examen au spéculum, supportable par la malade, quoique fort douloureux.

Il constata de l'inflammation de la vulve et du vagin, de la métrite du col avec ulcération, un écoulement vaginal et utérin très abondant.

Malgré la médication, tant locale que générale, qu'il prescrivit, cet état alla toujours en s'accentuant, la malade bientôt dut même renoncer aux injections, tellement la douleur provoquée par l'introduction de la canule était horrible, me dit-elle.

Le 17 juillet 1883, je vois cette dame pour le première fois, à l'occasion de violentes crises d'hystérie suivies d'un état syncopal, survenues hors de chez elle, à la suite d'une minime contrariété.

Le mari m'ayant fait part de l'état de santé de sa femme, je cherchai à m'en rendre compte; mais la région vulvaire était tellement douloureuse, et le moindre attouchement si insupportable, que je dus y renoncer pour le moment. Je pris jour pour le surlendemain, afin de procéder à un examen plus complet. En attendant, je prescrivis l'usage de bains de siège froids, deux fois par jour, de compresses imbibées d'une solution saturée de bromure de potassium, appliquées sur la vulve, et matin et soir une cuillerée à bouche de la solution de bromure (15 gr. pour 250 de sp. d'éc. d'or. am.).

Le 19. Je me rendis à N... pour examiner la malade, qui depuis que je l'avais vue avait encore eu deux nouvelles attaques d'hystérie, dont une pendant sa classe.

Les fonctions générales de la malade, malgré son état nerveux et anémique, étaient assez satisfaisantes.

Bruit de souffle à la base du cœur et dans les gros vaisseaux du cou.

Points douloureux le long de la colonne vertébrale.

Pas de points d'anesthésie.

La malade se plaint toujours de ses démangeaisons à la vulve et de pertes blanches.

Les parties génitales externes sont rouges et enflammées; la vulve est le siège d'une vulvite folliculaire avec écoulement, le périnée est dur et résistant; les petites lèvres, les caroncules myrtiformes, le pourtour du méat urinaire, sont également enflammés et rouges, et le siège d'une hyperesthésie vive, quoique moins intense que la surveille.

Je tentai avec précaution de pratiquer le toucher vaginal. Après avoir franchi sans trop de difficulté, mais en faisant un peu souffrir la malade, l'anneau vulvaire, je rencontrai à deux travers de doigts à peu près un nouvel obstacle, au delà duquel je n'osai, à cause des souffrances que paraissait endurer la malade, pousser plus loin mon investigation.

L'examen, tel que l'avais pratiqué, avait suffi cependant pour que je pusse constater l'existence de follicules douloureux au niveau de l'obstacle qui m'avait arrêté, de l'épaississement des parois, une vive chaleur.

Après l'examen, survint un léger écoulement sanguin. Je maintins ma prescription précédente en y ajoutant l'iodoforme sous forme de suppositoires, et en poudre pour saupoudrer les parties génitales externes. Je recommandai en outre à la malade de suivre autant qu'il lui serait possible, pendant les vacances scolaires, un traitement hydrothérapique.

Quelques jours après, je rentrai à Paris, après avoir prié le Dr Albert Hybord de vouloir bien, de temps en temps, me tenir au courant de ses observations sur cette malade.

Voici, d'après une de ses lettres, quelle fut la marche de la maladie et la suite du traitement :

« Après votre départ et pendant quelque temps, j'ai maintenu votre traitement, puis je fis faire à Mme D... des lotions avec l'eau blanche et une infusion de feuilles de belladone, tout en lui faisant continuer l'usage des suppositoires à l'iodoforme, que je remplaçais de temps à autre par d'autres à l'extrait de belladone.

Au bout de quelque temps, la canule d'une seringue à injections put être introduite sans provoquer de trop grandes douleurs j'ordonnai alors des injections vaginales à la belladone et à l'alun, et continuai l'iodoforme.

« J'arrivai bientôt à pouvoir introduire progressivement le doigt, à dilater un peu, d'abord avec des mèches, puis avec le spéculum. Je cautérisai la muquense vaginale, le col utérin et la cavité cervicale du col, car je retrouvai alors comme au début, la métrite ulcéreuse que j'avais déjà constatée.

« Sous l'influence des lavages vulvaires et vaginaux, des cautérisations, ainsi que de la dilatation progressive, j'étais arrivé à introduire sans trop de douleurs le spéculum. Il y avait une amélioration notable et je commençais à espérer que Mme D... pourrait bientôt accomplir l'acte conjugal, quand l'ordre lui est venu en février, de partir pour aller aux environs d'O...

« J'ai reçu quelque temps après son départ, une lettre d'elle ; elle me disait que l'amélioration se soutenait. Puis je n'en ai plns entendu parler. Il est évident pour moi qu'ici le spasme vaginal était lié a l'irritation utérine, vaginale et vulvaire, et que la diminution du spasme a coïncidé avec la diminution de l'inflammation. »

CONCLUSIONS.

1° Le vaginisme est constitué par la contracture des différents muscles du périnée :

A. Il est *vulvaire* lorsque c'est le muscle constricteur du vagin qui est en cause ;

B. *Périnéal*, lorsque le périnée musculaire est contracturé, et plus particulièrement le muscle transverse du périnée. (Verneuil.)

C. On doit, selon nous, réserver le nom de vaginisme *postérieur* à la contracture des faisceaux inférieurs du releveur ds l'anus ;

2° Cette contracture est l'expression d'un réflexe parti du conduit génital de la femme ou des régions adjacentes ;

3° A. Au point de vue du traitement, la dilatation forcée, suivant la méthode du professeur Verneuil, nous semble le procédé de choix ; car elle s'applique aux trois formes du vaginisme ;

B. En dehors d'elle, on devra être éclectique, et employer soit la dilatation simple, soit les méthodes sanglantes, selon les circonstances.

INDEX BIBLIOGRAPHIQUE

Guillemot, — Journ. univ. des sc. méd., t. XLIX. Paris, 1828.

Huguier. — Dissertation sur quelques points d'anatomie, de physiologie et de pathologie. Paris, 1834.

Dupuytren. — Art. Fissure à l'anus. In Clinique chir., 2e éd. Paris, 1839.

Tanchon. — Névrose de la vulve. Gaz. des hôp., 1842.

Lisfranc. — De l'excès de sensibilité des organes génitaux de la femme. In Clinique chir., t. II, p. 842. Paris, 1842.

Hervez de Chegoin. — Sur la fissure à l'anus. Union médicale, 1847, t. I, n. 54, p. 228.

Borelli. — Fissure et spasme de la vulve. Gaz. méd. des Etats-Sardes, 1851.

Simpson. — Edimbourg med. aud surg. Journal (passim).

Scanzoni. — Traité pratique des maladies des organes sexuels de la femme Wurzburg, 1856, trad. par Dor et Socin. Paris, 1858.

Negrier. — Recueil de faits pour servir à l'histoire des ovaires et des affections hystériques de la femme. Angers, 1858.

Tyler Smith. — Communication à la Société obstétricale de Londres, séance du 6 novembre 1861.

Gallard. — Union médicale, 1861.

Michon. — Bulletin de thérapeutique, 1861.

Sims. — Transactions of the obstetrical Society. London, 1862.

Charrier. — De la contracture spasmodique du sphincter vaginal. Thèse de Paris, 1862.

Luchska. — Die Muskulatur am Boden des weiblichen Beckens in Deukschriften der K. Akad. des Wiss., vol. X, Wien, 1862.

Guérin (Alphonse). — Leçons cliniques sur les maladies des organes génitaux externes de la femme, p. 386. Paris. 1864.

Churchill (Fletwood). —Traité pratique des maladies des femmes, trad. par Wielan et Dubrisay. Paris, 1865, 2e éd., 1874.

Caffe. — De l'atrésie vulvo-vaginale. Journal des connaissances méd., 1866.

Sims. — Notes cliniques pour la chirurgie utérine. Paris, 1866.

Visca. — Du vaginisme. Th. de Paris, 1870.

Nonat. — Traité pratique des maladies de l'utérus, de ses annexes et des organes génitaux externes. Paris, 1870-1874, 2e éd.

Courty. — Traité pratique des maladies de l'utérus, des ovaires et des trompes, 1872, 2e édit.

Seney. — Contribution à l'étude du rétrécissement de l'œsophage et du vaginisme. Th. de Paris, 1873.

Gosselin. — Hyperesthésie vulvaire. In clinique chirurgicale de l'hôpital de la Pitié, t. II, 1873, p. 470.

Lutaud. — Du vaginisme. Th. de Paris, 1874.

Revillout. — Les constricteurs du vagin : le vaginisme supérieur et le vaginisme proprement dit. Gaz. des hôp., 1874, p. 793.

Trélat. — Communication à l'association française pour l'avancement des sciences, analysée in Annales de gynécologie, 1875, II, 224.

Tarnier. — Note sur l'emploi de l'iodoforme dans le vaginisme. In Journal de médecine et de chirurgie pratiques, analysée in Annales de gynécologie. 1875, t. II, p. 391.

De Sinéty. — Organes génitaux d'une hystérique présentés à la Société de biologie. Progrès médical, 1876, p. 861-884.

Gueneau de Mussy (Noel). — Leçons sur l'hyperesthésie vulvaire et le vaginisme. In Clin. méd. de l'Hôtel-Dieu, 1874-1875, t. II, p. 360.

Richet. — Traité prat. d'anat. méd. chir. Paris, 1877, 5e éd., p. 944.

De Ranse. — Communication à l'Acad. de méd., analysée in Annales de gynécologie, 1877, t. I, p. 455.

Van Braun Fernwald. — Therapie der Vaginismus. Wien. med. Woch., 1878.

Decrand. — Observation d'hystérie grave compliquée de vaginisme guérie par l'or intus et extra. Gaz. méd. Paris, 1878, p. 516-517.

Duncan. — Clinical Lectures on vaginismus. Med. Times et Gaz. Lond., 1878, p. 453-455.

Eder. — Vaginismus « Aetzl-Berich. » Wien., 1878, p. 102.

Leblond. — Chirurgie gynécologique, 1878, p. 159, 325, etc.

Roth (C.). — A case of vaginismus in which impregnation ocured whithout penetration of the intromittent organ. Med. Rec. New-York, 1878, p. 427.

Bozeman. — Prolapsed and imprisoned ovary in a case cured of vaginitis and vaginismus. Med. Rec. New-York, 1879, p. 203.

Cheron. — Origine spinale du vaginisme. Rev. méd. chir. des maladies des femmes. Paris, 1879, p. 50, 115.

Creus (J.). — Un caso de dispareunia. Genio. med. quir. Madrid, 1879 p. 515-517.

Duncan (M.-J.). — On vaginismus. Clin. Lect. Dis. Women. Londres, 1879, p. 121-130.

Gallard. — Annales de gynécologie, 1879, p. 261-264. Leçons cliniques sur les maladies des femmes. Paris, 1879, p. 391.

Grinda. — Un caso de dispareunia. Rev. de med. y cirurg. pract. Madrid, 1879, p. 353-357.

Goodell. — Vaginismus. Med. Rec. New-York, 1879, p. 514.

Kinne (A.-F.). — Six cases of dispareunia. Ann. Pract. Louisville, 1879, p. 181-184.

Koller. — Ueber Vaginismus. Med. chir. Centralbl. Wien, 1879, p. 446, 457, 481.

Thomas (T.-G.). — On the study of uterine disease whith case of ovarian cyst and vaginismus. Philad. med. Times, 1879, p. 197-201.

Bruneau (Fr.). — Etude sur les éruptions herpétiques qui se font aux organes génitaux de la femme. Thèse de Paris, 1880, n. 482.

Cheron. (J.). — Contribution à l'étude de l'origine spinale du vaginisme. Rev. méd. chir. des maladies des femmes, 1880.

— Un élément nouveau dans la pathogénie et le traitement du vaginisme. Ibid, 1880, p. 193-218.

Cyr. — Obs. de cystite aiguë accompagnée de vaginisme. Annales de gynéc. 1880, vol. II.

Daude (Louis). — De la contracture spasmodique du constricteur vulvaire : ses rapports de causalité avec une irritation spinale localisée. Thèse de Paris, 1880, n. 41.

Richard (A.). — Pratique journalière de la chirurgie. Paris, 1880, 2e édit. p. 641.

Siredey. — Traitement du vaginisme. Journ. de méd. et de chir. pratiques, 1880, p. 160-162.

— Le vaginisme : sa nature, son traitement. Rev. de thér. méd. chir., 1880, p. 225-227.

De Semo (V.). — Ueber Vaginismus. Allg. med. Ztg., 1880.

Van de Warker. — Primary vaginismus. Obs. Gaz. Cincinnati, 1880-1881, p. 281-285.

Revillout. — Le vaginisme supérieur. Gaz. des hôp., 1881, p. 625.

Wymann. — Operation for cure of vaginismus. Détroit Lancet, 1881-1882 p. 281.

Gallaher. — Case of vaginismus in which pregnancy and labor occured, followed by a return of the disease. Pittsburg med. Journ., 1882, p. 9.

Jacquemard (F.). — Du vaginisme. Mémoire couronné par la Société médicale d'Amiens. Soc. med. d'Amiens, 1882, p. 223-268.

Wright (C.-O.). — Case of vaginismus. Obst. Gaz. Cincinnati, 1882, 627-629,

King (W.-P.). — Vaginismus. Tr. M. Ass. Missouri. Saint-Louis, 1883, t. XXVI, p. 176-188.

Peaslee (W.-C.). — Vaginismus ; its traitement. Weekly M. Rev. Chicago 1883, t. VII, p. 418.

Polo (F.). — El vaginismo. Genio med. quir. Madrid, 1883, t. XXIX, p. 647.

Hildebrandt. — Maladies des organes génitaux externes de la femme. In Handbuch der Frauenkrankheiten, de Billroth, vol. III, p. 104 et suiv., 1883.

Henrichsen. — Strictur des Scheidengewölbes bewirkt durch Krampf der Musculus levator ani. Arch. f. Gynæk., 1884, XXIII, p. 59.

Verneuil. — Leçon clinique sur le vaginisme et son traitement, recueillie par P. Berthod, interne des hôpitaux. Gaz. méd. de Paris, 1884.

Paris. — A. Parent, imprimeur de la Faculté de médecine, A. Davy, successeur, 52, rue Madame et rue Monsieur-le-Prince, 14.

www.ingramcontent.com/pod-product-compliance
Ingram Content Group UK Ltd.
Pitfield, Milton Keynes, MK11 3LW, UK
UKHW020407230726
13925UKWH00003B/1299

9 782019 262693